科学健康·肺癌

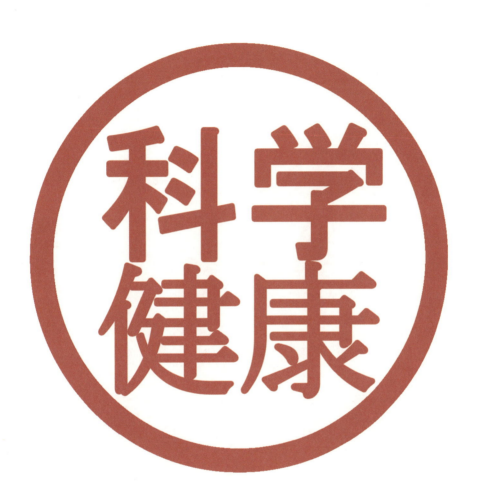

中国科学技术协会 ｜ 中国老科学技术工作者协会 ｜
国家卫生健康委员会　组织编写

科学普及出版社
·北　京·

名誉主编：周光召　邓　楠

主　　审：曾益新　齐　让

主　　编：王捍峰　吴甘美

编　　委（按姓氏笔画排序）：

　　　　　王　洁　王捍峰　邓　楠

　　　　　申倚敏　齐　让　吴甘美

　　　　　周光召　曾益新　赫　捷

科学健康

周光召

轻轻松松一佰步

高高兴兴一辈子

陈烈敬题 二零零七年九月于北京

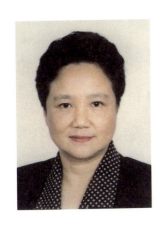

序言

　　健康是人生的第一需要，也是人类生存繁衍的前提。有健康才会有蓬勃的生命，才会有努力、奋斗和成功。世界卫生组织认为，健康既包括躯体健康，也包括心理健康，还包括良好的社会适应能力。这种观点确有道理。有病的人固然不能说是健康，但一个虽然没有病，却整天郁郁寡欢、与周围的人格格不入、总是给别人和自己带来不愉快的人同样也不是一个健康的人！由此可见，健康既是一种生理现象，同时也是一种心理现象和社会现象。只有身体功能良好、精神健康并且拥有积极向上的生活态度以及和谐人际关系的人，才能真正称得上是健康的人。

　　健康来自科学的生活方式。调查表明，在影响人类健康的诸多因素中，60%以上来自我们每个人的生活方式和保健意识，只有40%来自社会、家庭遗传、医疗以及所处的环境。现代人所患疾病45%以上与不良的生活方式有关，而导致死亡的因素有60%与不良的生活方式有关。实现健康的最好方法，就是进一步提高科学素质，了解和掌握正确的医药卫生知识，自觉养成良好的生活习惯，培养良好的个性与人格，实践科学文明、健康向上的生活方式，通过科学饮食获取均衡的营养，通过适当运动和规律的生活获取充足的睡眠和健康的体质，通过及时有效的心理调适活动获取健康的心理，力戒吸烟、过量饮酒、食物过精、久坐不动等不良嗜好。健康不仅仅是个人的事情，更是家庭的事情、社会的事情；维护个人健康，促进社会健康，是我们每个社会成员必须承担的社会责任！

我们生活在一个城市化、工业化、全球化快速发展的时代。随着物质生活水平的迅速提高，人们在充分享受现代文明成果的同时，也不可避免地面临着各种各样的疾病威胁。对付疾病的亘古良方，一是不要害怕，二是要相信科学。科学是人类健康的保护神，正是飞速发展的医药科技赋予了人类以神奇的力量，使我们能够在严重威胁人们身心健康的各种疾病面前，成功化解危机，摆脱疾患的困扰。健康向上的心理状态是我们对付病魔的第一道防线，现代医学科技是战胜疾病的有力保障。坚韧不拔的毅力，乐观豁达的心态，积极和谐的人际关系，有助于养成自尊自信、热爱生活、关爱生命的生活态度，由心理健康促进身体健康。这既体现了我们对生命的敬佩,更是对人类生存本质意义的追求!

健康水平是衡量人们生活质量和社会发展程度的重要标志,对健康的重视程度体现了社会文明进步的程度。《科学健康》是一套讲授健康理念、健康方法、健康生活的科普著作,通俗易懂,方便实用。希望每个人都能认真地读一读这套书,从中汲取医学知识,提高医学素养,实践健康方法,重视和追求健康,为全面建设小康社会贡献一份力量。

是为序。

中国科学技术协会原常务副主席 邓楠

2007年8月

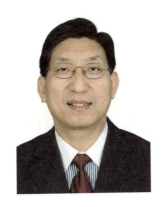

序言

　　健康是人全面发展、生活幸福的基石，是人类对美好生活的永恒追求，是经济社会发展的基础条件，是社会文明、国家富强、民族振兴的重要标志。人拥有健康，才能进行学习、劳动、创造与发明，才能学习掌握科学技术，形成智慧，成就事业，幸福生活。健康是世界上最宝贵的财富，没有健康，一切无从谈起。掌握健康科学，成就科学健康！

　　"没有全民健康，就没有全面小康"，习近平总书记在党中央、国务院召开的新世纪第一次全国卫生与健康大会上深刻论述了健康的重要性，确定将人民健康放在优先发展的战略地位，从党和国家事业全局的战略高度对新时期卫生和健康工作提出了一系列新思想、新要求，这是我国卫生与健康发展理念的一次重大飞跃，是"健康中国"建设的根本指南。紧随其后，作为国家战略，党中央、国务院颁布实施《"健康中国2030"规划纲要》，勾画了打造"健康中国"的美好蓝图，彰显了我国将对健康问题的重视提升到前所未有的高度。越来越多的证据表明，健康正在受到全国人民前所未有的关注，卫生与健康事业迎来了新的春天，人人享有健康正逐步成为现实。

党和政府历来高度重视科技工作者的健康，不断提升相关医疗卫生服务能力与水平，保障科技工作者在建成小康社会中重要作用的充分发挥。中国科学技术协会、中国老科学技术工作者协会联合国家卫生和计划生育委员会一直为增进科技工作者的健康而积极努力，希望在促进科技工作者健康上贡献一些力量，以表达对科技工作者的敬意。科技创新离不开科技工作者强健的体魄、健康的心理和充沛的精力，科技创新和科学普及是实现创新发展的两翼，同等重要。出版《科学健康》科普丛书，就是在科技工作者中普及健康科学，传播科学的健康知识，倡导健康的生活方式。《科学健康》已出版9卷，自问世以来，由于其内容的科学性、准确性和权威性，受到科技工作者和广大公众的喜爱和好评，在提高科技工作者健康素养上发挥了作用。希望通过阅读《科学健康》，促进读者养成健康的生活方式，不断提高健康素养，激发读者对健康或者与医学相关融合领域的研究，做健康科学的实践者、探索者，有力推进"健康中国"建设的伟大事业。

无论对于一个人,还是一个国家、一个民族,健康都是一项长期的系统工程,贵在践行。祝愿每一位读者不断了解、掌握、运用健康科学,提升生活质量和生命质量,用自己的健康实践为"健康中国"留下精彩的注脚,为全面建成小康社会、实现中华民族伟大复兴的中国梦作出更大的贡献。

中国科学院院士

国家卫生健康委员会副主任　曾益新

2017年9月

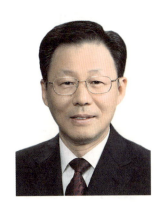

序言

　　党的十八大以来，以习近平同志为核心的党中央坚持人民至上，把实施"健康中国"战略摆在重要位置。提升老科技工作者的健康素养，让更多老科技工作者享受有品质的健康生活，是建设"健康中国"的重要内容，更是老科协的重要任务。中国老科协始终把服务全民健康素养提升作为一项重要任务，长期以来通过开展健康讲座、举办科学健康论坛、发布和出版健康科普作品等方式开展优质健康科普活动，受到广泛欢迎。

　　今年7月，我和齐让、王延祐、庞晓东同志参加中国老科协"科学健康圆桌会"专题座谈会。吴甘美、王捍峰同志谈到了这项工作的发展历程：2006年在时任全国人大常委会副委员长、中国科协主席周光召的积极倡议和推动下，创办"科学健康"圆桌会议，邀请临床医学和生命科学领域知名专家与两院院士面对面交流研讨，弘扬科学家精神，关注老科学家身体健康，普及科学健康知识，至今已成功举办33届。

2007年起，中国科协和卫健委保健局组织知名临床医生撰写医学科普文章，至今已出版12册《科学健康》丛书。中国科协科普部今年将修订再版该丛书，尝试通过漫画、音频和小程序等方式创新，向包括老科技工作者在内的广大老年人普及健康知识、倡导健康生活方式，让大家自发参与、乐在其中。

再版的《科学健康》丛书有三个变化。一是内容更权威。修订版由多位医学领域的院士、知名专家、优秀医生共同参与，针对中老年人普遍关注的热点健康问题和老年常见病等进行权威解答，科学看待疾病，科学进行诊疗和预防。二是形式更通俗。丛书内容以简单问答的形式呈现，贴近读者、通俗易懂，是实用性很强的科普书。再版丛书增加了老年人普遍关注的睡眠、心血管、骨质疏松等健康问题。三是理念更先进。丛书与时俱进，反映了近年来医学领域的最新成果，全新的健康诊疗理念、知识和技术，充分体现了中国医学的发展特色和国际水平。

再版《科学健康》丛书是向党的二十大的献礼，也体现了党和国家对广大老科技工作者的关心。希望读者能够在书中收获更多的阅读乐趣，运用科学的健康知识，享受有品质的健康生活。

中国老科学技术工作者协会会长　李学勇

2022 年 7 月

目录 Contents

第一章　肺的基础知识 / 001

肺的位置 / 003

肺的结构 / 004

肺的作用 / 005

肺的血液循环 / 006

第二章　认识肺癌——知己知彼，百战不殆 / 009

什么是肺癌 / 011

肺癌的世界现状 / 012

肺癌的国内现状 / 013

肺癌位置分类 / 015

肺癌病理分类 / 017

肺癌要分期 / 019

肺癌已经成为慢性病 / 021

第三章　肺癌的预防 / 023

哪些人容易得肺癌 / 025

肺癌传染吗 / 026

肺癌遗传吗 / 027

如果没有烟草，肺癌是个罕见病 / 028

什么时候戒烟都不晚 / 030

女性肺癌与厨房油烟 / 032

室内装修污染与肺癌 / 034

第四章　肺癌的筛查与早诊——防患未然，辨明真伪 / 035

肺癌的常见症状 / 037

肿瘤标志物能早期诊断吗 / 040

液体活检辅助肿瘤筛查 / 042

早期肺癌筛查利器：低剂量螺旋 CT 扫描 / 046

肺部小结节都是肺癌吗 / 048

第五章　肺癌诊断常用检查方法 / 051

肺癌诊断的常用检查方法 / 053

不同影像学检查的特点 / 054

病理诊断是金标准 / 056

病理的获取方法 / 057

支气管镜 / 060

驱动基因检测 / 061

肺癌 TNM 分期 / 062

第六章　肺癌的多学科与个体化治疗 / 063

肺癌的综合治疗 / 065

肺癌治疗需要多学科协作 / 066

肺癌个体化治疗需要量体裁衣 / 067

临床试验的选择 / 068

第七章　肺癌的手术治疗 / 069

哪些患者需要接受手术治疗 / 071

手术方式有哪些 / 073

肺癌手术风险——可防可控 / 077

高效恢复——胸外科的快速康复策略 / 079

术后辅助治疗和术前新辅助治疗 / 081

第八章　肺癌的物理治疗 / 083

打开癌症物理治疗的大门 / 085

放射治疗的适应证：哪些肺癌患者需要接受
　放射治疗 / 086

放射治疗并不神秘：放射治疗的大致流程 / 087

肺部放疗常见的不良反应 / 088

第九章 肺癌的化学治疗 / 089

什么是化学治疗 / 091

哪些患者需要进行化疗 / 092

肺部化疗常见的不良反应 / 093

第十章 肺癌的靶向治疗 / 095

什么是分子靶向治疗 / 097

分子靶向治疗的分类 / 098

有靶点突变，靶向治疗一定有效吗 / 100

靶向治疗常见的不良反应 / 102

分子靶向治疗耐药了怎么办 / 105

第十一章 肺癌的免疫治疗 / 107

什么是免疫治疗 / 110

什么人适合免疫治疗 / 112

免疫治疗常见的不良反应及对症处理 / 113

第十二章　中医说肺癌 / 115

肺在中医的生理功能 / 117

肺癌在中医中的病因病机 / 118

中医在肺癌治疗中的作用 / 119

中医药治疗肿瘤的误区 / 120

中医药治疗肺癌的优势 / 121

肺癌的中医治疗原则 / 122

肺癌治疗中什么阶段适合介入中医药 / 123

第十三章　肺癌的复诊和随访 / 125

随访的重要性 / 127

随访期间需要做什么 / 128

随访时间是多久 / 130

第十四章　肺癌的康复治疗 / 131

肿瘤患者应该拥有健康的生活方式
　　——肿瘤患者的康复治疗 / 133

肺癌治疗的饮食康复 / 134

化疗期间的康复饮食 / 135

肺癌患者要如何"补身体" / 136

肺癌术后的呼吸功能锻炼 / 138

肺癌术后的运动能力康复 / 139

晚期肿瘤患者的心理辅导 / 140

第十五章　肺癌的新技术 / 141

达芬奇手术机器人 / 143

人工智能辅助肺癌精确诊断 / 144

肺癌液体活检 / 145

肿瘤免疫细胞治疗及肿瘤疫苗 / 146

120万元一针的抗癌药能治愈肺癌吗 / 148

第十六章　破解肺癌的谣言 / 151

癌症患者都是治死的 / 153

一旦确诊是癌症，最多活不过五年 / 154

一滴血就能验癌 / 156

酸性体质致癌 / 157

得癌症了不能吃发物，越吃肿瘤长得越快 / 158

电子烟不致癌 / 159

超级食物能防癌 / 160

抗氧化保健品可防癌 / 161

饿死肿瘤细胞 / 163

王　洁

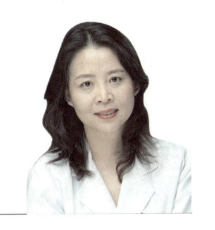

　　内科学博士，主任医师。北京协和医学院长聘教授、博士生导师，中国医学科学院肿瘤医院内科主任。长期从事胸部肿瘤临床和转化研究，在肺癌内科治疗和多学科综合治疗领域积累了丰富的临床经验，是我国肺癌精准诊疗的领军者之一。中国抗癌协会肺癌专业委员会副主任委员，中国临床肿瘤学会常务理事、非小细胞肺癌专业委员会候任主任委员、小细胞肺癌专业委员会副主任委员、骨肉瘤专家委员会副主任委员，北京医学会肿瘤分会副主任委员。Clin. Lung Cancer、Lung Cancer、《中华结核与呼吸杂志》及《中国肺癌杂志》编委。

　　在肺癌分子分型及其个体化诊疗方面取得了系统性和创新性成果。原创性提出利用外周血基因突变检测进行分子分型新思路，历经多年系统研究，建立肺癌患者 ctDNA 多基因突变检测新方法。在国际上首次证实 ctDNA EGFR 突变检测对肺癌靶向治疗具有指导价值，克服了肿瘤时空异质性大与动态样本可及性差的基因检测国际难题，建立了基于无创分子分型的肺癌精准诊疗一体化新模式，使靶向治疗的受益患者增加 30%、生存时间延长 3 倍；多维度系统阐释了肺癌耐药机制，提出克服耐药的新策略，有效提高靶向治疗精准性；同时将外周血无创分子分型拓展至免疫治疗，大幅度提高了晚期肺癌患者生存时间。研究成果写入多部肺癌诊疗指南与共识。作为首席科学家或负责人，主持多项国家级科技专项课题。发表论著 102 篇，其中 60 余篇以通讯作者/共同通讯作者发表于 *J Clin Oncol*、*Lancet Respir Med*、*JAMA Oncol* 等国际重要 SCI 期刊。2010 年获国家杰出青年基金，2011 年获中国青年女科学家奖，是卫生部有突出贡献中青年专家和教育部创新团队带头人。

因在肺癌诊治领域的深厚造诣及系统性、原创性研究成果，多次应邀在世界肺癌大会、欧洲肺癌年会等国际学术大会做专题报告或担任会议主席，是肺癌液体活检精准诊疗的引领者与开拓者。每年诊治肺癌患者近万人次，其中疑难病症占 60%。

写给读者的话

众所周知，肿瘤是全民健康的主要杀手，而肺癌又是中国的第一大癌症，发病率和死亡率均居众癌首位。因此，大众往往谈"癌"色变，同时又对肺癌的预防和治疗非常关注。

幸运的是，我们正身处科学技术高速发展的时代，科技成果的转化更是推动了医学技术的日新月异。十余年来，我们欣喜地看到肺癌诊治迎来了变革式的发展。肺癌筛查技术的提高使无数患者得到了早诊早治、癌症治愈的机会。同时，随着靶向和免疫时代的来临，肺癌新药不断涌现，除了传统手术、放疗、化疗"三板斧"，医生还拥有了更多攻克癌症的武器，多学科联合治疗方式不断探索，患者生存期正逐渐延长。部分患者通过个体化、精准化的治疗，已实现长生存的目标，生活质量也得到质的提升。

俗话说"兵马未动，粮草先行"。于大众而言，学习肺癌的相关科学知识有助于肺癌的早期预防及筛查；于肺癌患者和家属，积极面对和了解真相更为重要，既有利于与医生的有效沟通以及后期诊疗方案的执行，更有助于建立信心、树立科学抗癌的观念。

科普需要权威性、科学性，让公众接触主流科普，捍卫真理，让患者在诊疗过程中得到最有价值的信息也是临床医生的职责所在。因此，我们将专业中晦涩难懂的内容转化成通俗的语言及趣味的图片，并整理了在临床中存在的共性问题，编写成书，旨在科学发声，深入浅出地为公众提供肺癌相关的科普内容。本书内容涵盖肺癌预防、检查、治疗及康复的全程指导，对于各种治疗手段以及在治疗中所需的对症处理、注意事项等都有详尽描述，内容丰富且实用，是一本系统介绍肺癌的科普书籍。

相信科学，才是战胜疾病的法宝。希望本书能够帮助大家系统性认识肺癌、了解肺癌。我们也会根据肺癌诊疗进展，对本书进行不断更新，用知识陪伴大家，帮助大家树立正确科学的观念以及面对疾病的信心与希望。

王　洁

2019 年 8 月

第一章

肺的基础知识

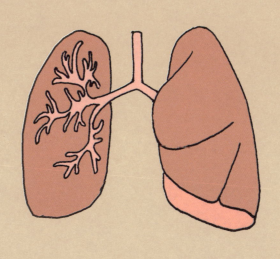

第一章 肺的基础知识

肺的位置

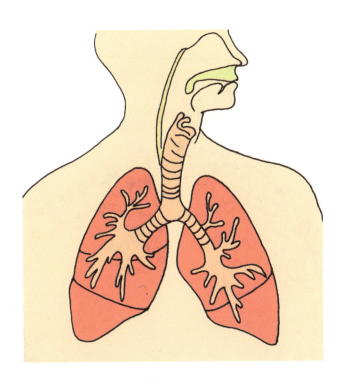

胸腔中有一个人体的重要器官，那就是肺。

肺是人体的呼吸器官，左、右各一，左肺由斜裂分为上、下叶两个部分，右肺由水平裂、斜裂分为上、中、下叶三个部分。因为左肺的附近是心脏，所以左肺要稍小一点。肺上端叫肺尖，下端叫肺底，支气管、血管、淋巴管和神经出入肺的地方叫肺门，它们被结缔组织包裹在一起叫肺根。

肺的结构

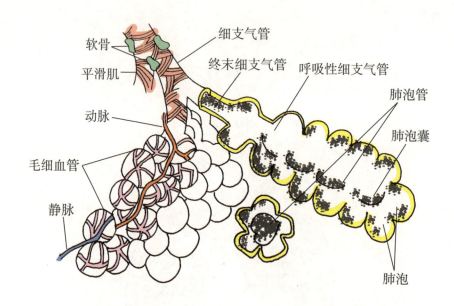

　　肺部主要由支气管、小支气管、肺泡管及肺泡组成。肺部极小的细支气管连同它的分支和肺泡构成了肺小叶,肺小叶是肺脏结构和功能的基本单位,是肺进行气体与物质交换最重要的场所。

第一章 肺的基础知识

肺的作用

我们每天都在呼吸,我们吸的是外界新鲜空气中的氧气,呼的是体内产生的二氧化碳,而肺最主要的作用就是完成体内外气体交换及氧气和二氧化碳的交换,也就是医学术语中的通气和弥散两个功能。

在胸廓的伸缩帮助下,肺通过扩张或萎陷来吸入新鲜空气或排出废气,这就是通气功能。而空气中的氧气从肺泡进入肺毛细血管、同时二氧化碳从血液进入肺泡的功能,则是弥散功能。通气和弥散功能如果下降了,都会导致缺氧,其中通气功能下降还会导致二氧化碳潴留。

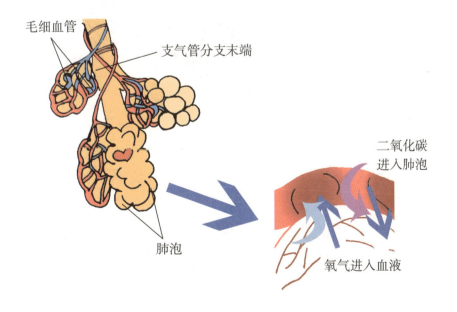

肺的血液循环

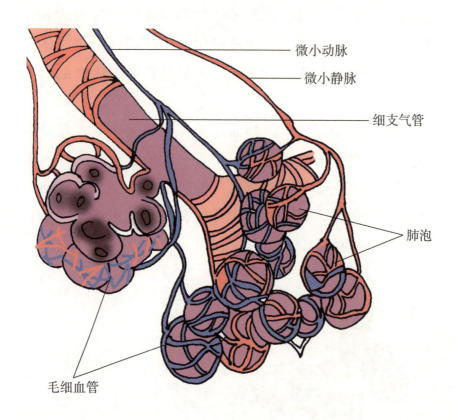

肺脏有两套供血系统，一套是机能性血管系统，一套是营养性血管系统。

机能性血管系统是循环于心肺之间的肺动脉、肺静脉血管系统。经过全身组织的利用，含有较多二氧化碳的静脉血回到右心房，经肺动脉从右心室发出，随支气管进入肺部，反复分支，最后形成微小毛细血管网包绕在肺泡周围，进行气体交换，即富含氧气的空气由肺泡进入微小毛细血管。此时血液变成动脉血，然后微小血管逐步汇集成肺静脉，流回左心房。这一套系统主要是让静脉血循环到肺部肺泡部位毛细血管，完成"加氧"过程，从而变成富含营养和氧气的动脉血，流向全身各处，为全身各组织细胞提供充足的营养和能量。

营养性血管系统是以支气管动脉、静脉为主的血管系统。由发自胸主动脉的支气管动脉开始分支，然后逐步攀附于支气管壁，随支气管分支而分布于肺叶中，形成毛细血管供血网络。营养血管里面流动的是从心脏左心室泵出的动脉血，富含各种细胞正常生长所需要的营养物质等，营养各级支气管、胸膜脏层、肺部血管壁细胞以及众多的肺泡细胞等。这一套营养性血管系统为肺脏本身提供营养。

第二章

认识肺癌
——知己知彼，百战不殆

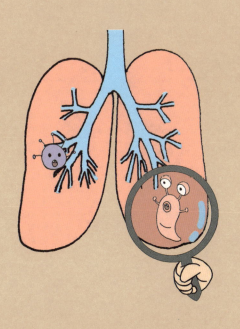

什么是肺癌

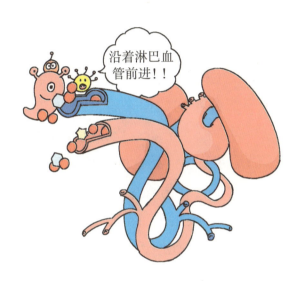

简单来说,肺癌就是人体肺组织或气道内的正常细胞发生了叛变,从"守法公民"变成了"犯罪分子"。除此之外,"犯罪分子"还可经人体的淋巴系统或者血液系统四处流窜,到肝脏、骨、颅脑等器官进一步扩张势力。具体来看,人体由成千上亿的细胞组成,这些细胞的生长和衰落都受到机体的严格调控。但由于内在和外在因素的作用,机体中一部分细胞的生长和衰老失去控制,恶性肿瘤由此而生。

肺癌是起源于肺组织或气道内细胞的一种恶性肿瘤,可以扩散到身体其他部位。但无论肺癌转移到任何部位,细胞仍然是肺癌细胞,仍被称为肺癌。例如,当肺癌扩散到肝脏,肝脏病灶仍然会表现出肺癌细胞的特点。

肺癌的世界现状

有时候肺癌似乎离我们很远，很多人从未见过肺癌患者；有时候肺癌又离我们很近，经常会在电视新闻上和亲朋好友中听说肺癌。那么，肺癌的发生率到底是怎样的呢？

根据世界卫生组织公布的数据来看，2021年全球肺癌新发病例超过220.7万，发病率位列第二；死亡病例179.6万，占总体癌症死亡的18.0%，仍是导致癌症死亡的首要原因。男性发病率和死亡率几乎均是女性的两倍！在男性中，肺癌是36个国家最常见的癌症，是全球93个国家首要的癌症致死原因。在女性中，肺癌是全球25个国家首要的癌症致死原因。全球肺癌发病率最高的地区是北美洲（30.1/10万）。

2021年全球几乎一半的新发癌症病例发生在亚洲，而中国是人口大国，是亚洲新发癌症的主要来源。按患者年龄分类显示，肺癌的死亡率在中老年人群中较高。整体来看，全球男性肺癌死亡率每年平均下降2.9%，降幅约为女性的两倍。值得警惕的是，预计2022年死于肺癌的每10人中约有8人（81%）是由吸烟引起。吸烟量和吸烟时间都会增加肺癌死亡的风险。重度吸烟者（每天吸20支以上的吸烟者）罹患肺癌的概率是从不吸烟者的25倍。

与发展中国家相比，美欧国家因有效控烟以及早筛早诊的普及，肺癌死亡率自20世纪90年代以来一直在下降。

第二章 认识肺癌——知己知彼，百战不殆

肺癌的国内现状

说了那么多全球肺癌的发病情况，那么在我国，肺癌又处于怎样的状态呢？

目前，我国肺癌发病率居于各类恶性肿瘤发病的首位。

根据国家癌症中心发表的最新数据，2016年我国新发肺癌病例约为82.8万例，世标发病率为36.46/10万。无论城市还是农村地区，肺癌都是主要高发恶性肿瘤，其中城市肺癌世标发病率为36.7/10万，农村世标发病率为35.2/10万。在男性恶性肿瘤中，肺癌世标发病率高居榜首（世标发病率为49.78/10万），约占男性癌

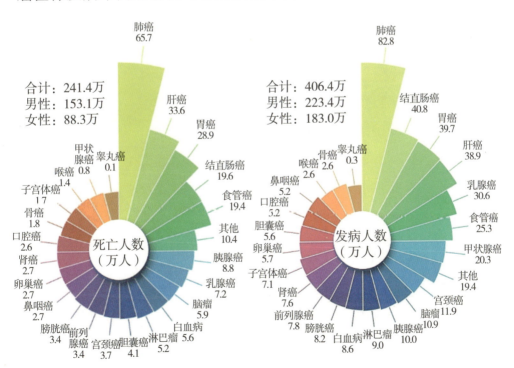

症总数的24.6%；而在女性恶性肿瘤中，肺癌发病率仅次于乳腺癌（23.7/10万），约占女性癌症总数的15.2%。

除了发病率较高，肺癌还是我国每年因恶性肿瘤死亡人数最多的癌症类型。据国家癌症中心2022全国癌症报告，2016年我国约有241.35万人死于癌症，其中65.7万人死于肺癌，是癌症死亡的最常见原因，是每年全球因肺癌导致死亡人数的1/3，而这恰好与我国烟民占全球烟民人数的比例相当。我国肺癌的世标死亡率为28.09/10万，其中男性肺癌死亡人数45.47万例，约占男性癌症死亡人数的29.7%；女性肺癌死亡人数20.23万例，约占女性癌症死亡人数的22.9%。

肺癌位置分类

我们已经从宏观上对肺癌的发生及死亡情况有所了解,接下来,我们要介绍一些更具体的知识。

根据肿瘤发生的位置不同,肺癌可以分为中央型肺癌与周围型肺癌两大类。所谓的中央型肺癌就是发生在主气管到段支气管之间的肿瘤,这部分肿瘤在影像学检查上主要出现在肺野的中央部位,因此也更容易导致大气道的梗阻,从而导致出现一些诸如咳嗽、憋喘、咯血之类的症状。而周围型肺癌则多位于肺的外周部分,由于远离大气道,因此早期症状多不明显。中央型肺癌和周围型肺癌除症状表现有所不同外,对于检查以及治疗也会有一定的影响。

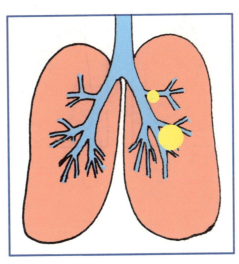

中央型肺癌

科学健康·肺癌

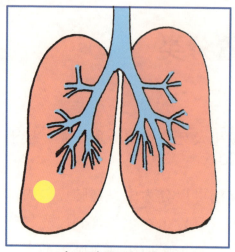

右下叶周围型肺癌

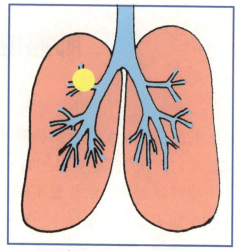

右上叶中央型肺癌

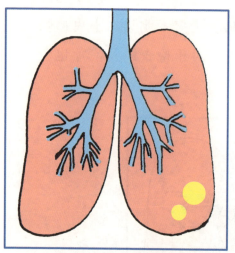

左下叶周围型肺癌

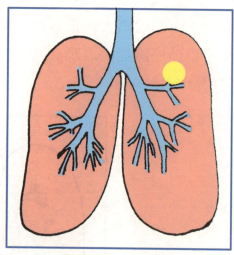

左上叶中央型肺癌

肺癌病理分类

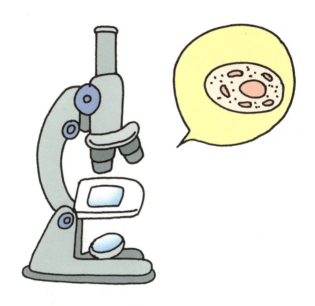

本节我们将借助显微镜,进一步探寻肺癌的细微结构。根据肺癌起源的特点,也就是组织病理学特点,肺癌可分为非小细胞肺癌和小细胞肺癌。非小细胞肺癌占所有肺癌病例的80%~85%。该类肺癌又可根据起源进一步分为肺腺癌、肺鳞癌及腺鳞癌三种主要类型,其中肺腺癌占肺癌的40%~50%,是女性、年轻人和不吸烟人群中最常见的肺癌类型;肺鳞癌约占30%,主要来源于呼吸道的鳞状细胞,常见于老年男性和吸烟患者。

与非小细胞肺癌相对应的是小细胞肺癌,我国小细胞肺癌患者占肺癌整体人群的5%~10%。小细胞肺癌恶性程度高、侵袭性强，60%患者在确诊时即已发现远处转移。化疗和放疗是其主要治疗方式，但仅约5%的早期小细胞肺癌患者有手术治疗机会。大细胞神经内分泌癌具有快速生长的特点，生物学行为与小细胞肺癌非常相似。

除了上述主要的病理类型之外，还有诸如大细胞癌（无神经内分泌特征）、肉瘤样癌等病理类型。这些类型的肺癌所占比例较少，但是治疗方法却各有不同，因此在治疗前需要明确肿瘤的病理类型。

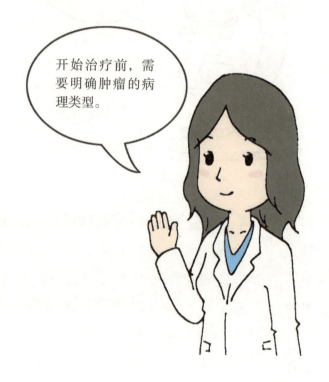

肺癌要分期

很多患者及家属最关心的问题就是患者的肺癌到底是早期还是晚期。接下来,我们将简要介绍肺癌的分期,但具体病期的判断还需要在专业医生的指导下进行。肺癌依照TNM系统分期,T代表肿瘤原发灶的位置和大小,N代表胸腔内或锁骨上淋巴结侵犯及转移,M代表双肺内及胸外器官受侵袭或播散程度。

当肺癌局限于肺部局部位置、没有累积邻近淋巴结、没有侵犯其他器官组织,患者无明显症状、一般情况和日常生活能力良好,则为早期肺癌,预后通常较好,五年生存率较高。当肺部出现多发肿瘤病灶或累及局部淋巴结,甚至出现远处其他器官转移,患者体质衰弱或已出现恶病质表现,则为中晚期肺癌,预后通常较差,五年生存率较低。早期肺癌治疗以手术为主,不能手术的中期患者以放化疗为主要治疗方法,晚期肺癌则采取以化疗、靶

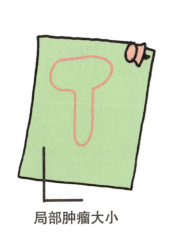
局部肿瘤大小

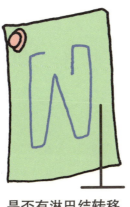
是否有淋巴结转移

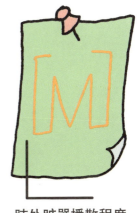
肺外脏器播散程度

向治疗、免疫治疗等系统治疗为主的综合治疗。

不了解患者的全身情况、肺癌的分期早晚、分子病理学特征，盲目治疗可能导致治疗无效或治疗过度。我们需认识到无效或过度治疗比不治更可怕，不仅会对肿瘤的控制起不到显著的作用，反而会对人体产生副作用，对患者是多重打击。因此，需要在专业医生的指导下进行诊断和治疗，不要盲目使用不当的治疗措施。

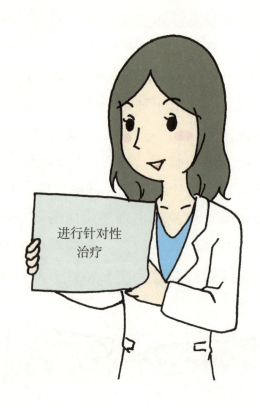

第二章 认识肺癌——知己知彼，百战不殆

肺癌已经成为慢性病

肺癌那么可怕，是不是得了肺癌就没有治愈的希望，应该放弃治疗呢？当然不是。近三十年来，医疗技术水平不断革新，随着对肺癌越来越深入的了解，当下医疗技术在尊重患者的个体化差异、精准化治疗的同时，应用多种学科专业技术手段极大地改善了患者的生存预后。

对于预后影响最大的就是发现疾病时的分期。Ⅰ期肺癌患者

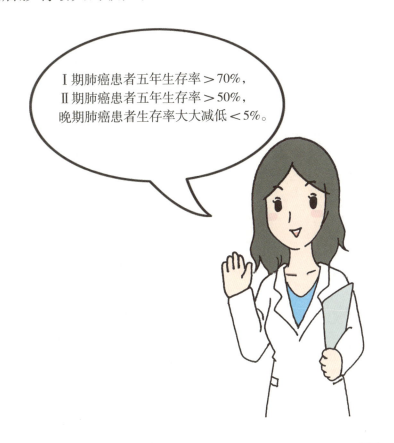

Ⅰ期肺癌患者五年生存率＞70%，
Ⅱ期肺癌患者五年生存率＞50%，
晚期肺癌患者生存率大大减低＜5%。

五年生存率超过70%，Ⅱ期肺癌患者的五年生存率也超过50%，但是晚期肺癌患者的生存率则大大减低，仅有不到5%。不过随着靶向治疗与免疫治疗的兴起，晚期患者的5年存活率也出现了显著提升，达到了16%。

可以说，目前早期肺癌已经在一定程度上成为类似高血压、糖尿病之类的慢性病。而未来随着医学技术的进一步发展，肺癌最终能够从"不治之症"的大病转化为"带瘤生存"的小病，成为慢性病进行管理和随访。

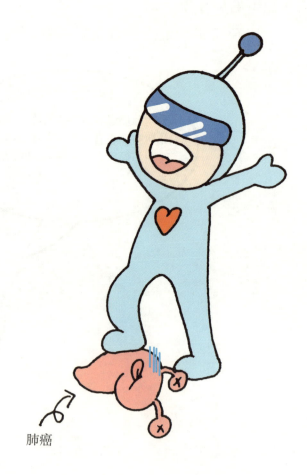

肺癌

第三章

肺癌的预防

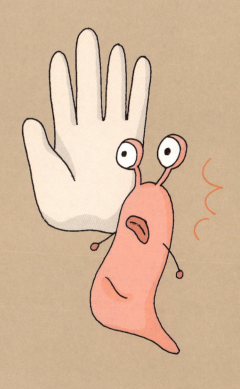

第三章 肺癌的预防

哪些人容易得肺癌

内忧：
- 慢性肺部疾病患者（患有慢性阻塞性肺病、肺结核、肺纤维化等）。
- 肺癌家族史（一级亲属得过肺癌，如父母子女、兄弟姐妹）。
- 癌症病史（得过淋巴瘤、头颈癌或吸烟相关癌症）。

外患：
- 吸烟（主动吸烟或吸二手烟）。
- 空气污染（厨房油烟等）。
- 放射辐射（铀、镭、氡气等）。
- 职业暴露（砷、铬、镍、石棉接触等）。

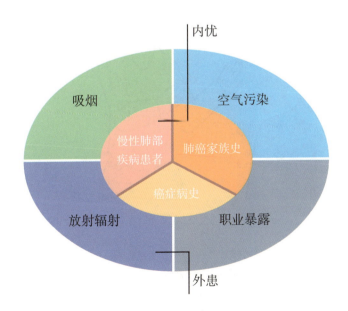

肺癌传染吗

不要担心！肺癌与其他大多数癌症一样不会传染。因此在生活中遇到肺癌患者，完全没有必要谈癌色变，担心传染。有时家属担心患者肺癌会传染，而将其日常的吃穿用度全部隔离起来，这样完全没有必要，同时还会增加患者的心理负担，造成负面影响。

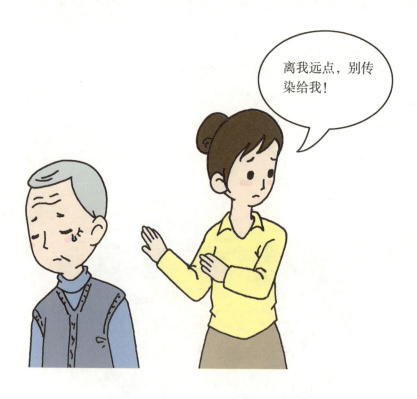

肺癌遗传吗

如果家里有人得肺癌，那亲属得肺癌的风险确实会升高。
- 如果父母或者兄弟姐妹、子女这样的一级亲属得了肺癌，那么肺癌的发病风险会增加一倍。
- 如果阿姨、叔叔或是侄子、侄女这样的二级亲属得了肺癌，那么肺癌的发病风险增加约 30%。
- 在某些地区，家族性肺癌是比较常见的。如云南省宣威市的肺癌发病率非常高，就与遗传因素相关。

除肺癌以外的其他癌症家族史一般不会增加患肺癌风险。

对于家里有肺癌患者的人们来说，或许我们不能改变基因，但却可以通过生活方式的调整来预防肺癌，比如戒烟、测试家中的氡污染、健康的饮食、积极运动锻炼、避免职业危险暴露等，都可以帮助降低肺癌的发病风险。

科学健康·肺癌

如果没有烟草，肺癌是个罕见病

吸烟危害健康已经是老生常谈的话题。烟草燃烧产生的烟雾中有很多有毒有害物质，已经被确认的致癌物就有40多种，比如尼古丁类、醛类、胺类、酚类化合物、苯并芘、砷、一氧化碳、放射性物质等。

吸烟是肺癌发生的最重要原因。吸烟者患肺癌的概率是不吸烟者的20倍。而吸烟对肺部的影响非一日之功，是长年累月造成的结果。一个人开始吸烟的年龄越小、吸烟的时间越长、抽的烟越多，患肺癌的风险就越大。

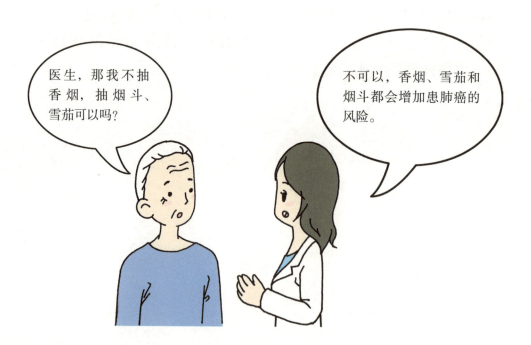

第三章 肺癌的预防

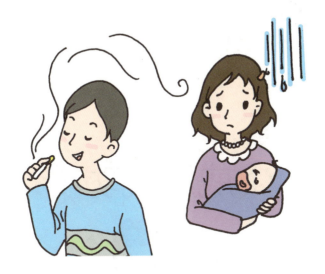

吸烟除了对自身造成影响之外，对家人、朋友、同事也会产生不利影响——二手烟也是肺癌的重要发病原因。根据计算，在通风不畅的场所，不吸烟者1小时内吸入的烟量相当于吸入1支卷烟的量。

什么时候戒烟都不晚

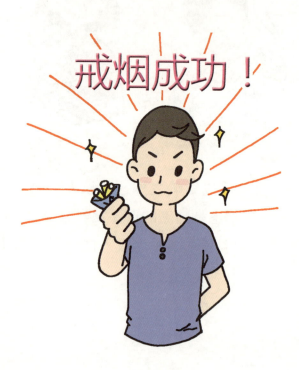

戒烟不是一件容易的事,不可能一蹴而就。但是,戒烟能给吸烟者带来巨大的益处,所以任何时候戒烟都不晚!

首先,要发自内心地认同戒烟的好处,做好戒烟的心理准备,具有主动要求戒烟的决心。

然后,制定目标戒烟日,并且跟周围的亲朋好友说自己要戒烟这件事,让大家都来监督、鞭策自己。

在戒烟的过程中,也要不断地提醒、鼓励自己,也可以去专门的戒烟门诊寻求帮助。可以提前寻找一些替代方法，以便在烟瘾上来的时候分散自己的注意力，比如嚼口香糖等。如果仍然存在困难，必要时也可以采取药物治疗。当前世界卫生组织已经批准了部分戒烟辅助药物，如尼古丁贴片、尼古丁咀嚼胶、尼古丁鼻喷剂、尼古丁吸入剂、尼古丁舌下含片等尼古丁替代疗法类产品和盐酸安非他酮。不过，一定要在专业医生的指导下使用。

世界上已经有成千上万的人成功戒烟了，你也可以！

女性肺癌与厨房油烟

生活中吸烟的女性并不多,但是肺癌已经在女性癌症中高居发病率第二名,这是为什么呢?

因为厨房油烟是女性肺癌非常重要的致癌原因。长期接触油烟的女性患肺癌的风险比常人增加2~3倍;不使用抽油烟机等设备的家庭主妇患肺癌风险是常人的2~12倍。

厨房炒菜、高温煎炸时容易产生油烟,这些油烟中存在着大量悬浮颗粒和有毒有害气体,如多环芳香烃、硝基多环芳香烃等。有研究发现,厨房油烟带来的空气污染甚至比汽车尾气还要大,如果长期暴露在厨房油烟中,这些有害物质就会在体内沉积,肺癌可能就会慢慢找上门来。

但饭总是要吃的,那我们应当怎么避免厨房油烟的危害呢?

- **开窗通风**:有助于排出油烟,也有助于燃气充分燃烧。
- **开抽油烟机**:使用高品质的抽油烟机,而且在开火前就要打开,在炒完菜后再运行十分钟左右再关闭。因为每次煤气炉点火、熄火时都会泄漏燃气,这是比烹饪油烟更危害健康的;而且刚炒完菜,还有很多油烟没有排干净。
- **改变烹饪方式**:多吃炖菜、烧菜、拌菜、煮菜,少吃油炒菜、煎炸食品等。
- **不用旧油**:上次做菜剩下的油要丢弃,因为反复使用旧油,会导致油烟更大、有害物质更多。

- **及时清理**：一定要及时清理锅里锅外的油垢、抽油烟机的过滤网等，不要偷懒。

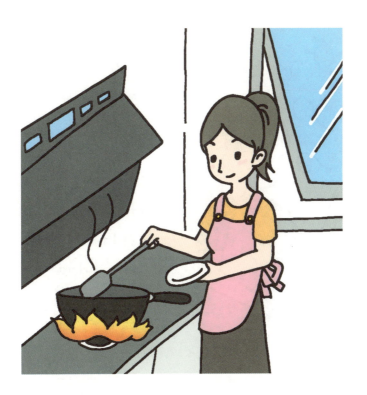

室内装修污染与肺癌

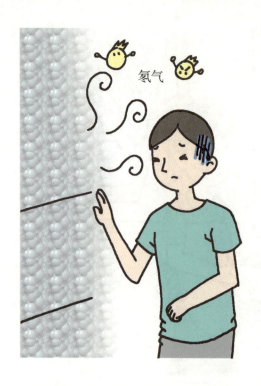

氡气

在室内空气污染中,氡气对人体健康的威胁最大。

氡气是一种普遍存在于室内空气中的无色无味的放射性气体,是一种明确的致癌物。建筑材料和装饰材料是室内氡气的最主要来源,尤其是花岗石、大理石等天然石材和陶瓷砖。氡气衰变过程中会产生 α、β 射线,一旦被人体吸收,就会对人体组织和细胞造成重大辐射损伤,长期吸入氡气,就可能引发肺癌。

所以,装修时选择材料要慎重;装修后要经常开窗通风换气,尽最大可能减少氡气浓度。

第四章

肺癌的筛查与早诊
——防患未然，辨明真伪

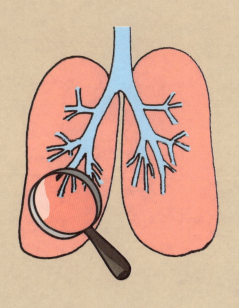

第四章 肺癌的筛查与早诊——防患未然，辨明真伪

肺癌的常见症状

提到肺癌，相信很多患者都存在这样的疑问："我最近经常咳嗽，是得肺癌了吗？"那么是否出现咳嗽症状就是肺癌了呢？实际上并非如此。虽然咳嗽是肺癌最常见的症状之一，然而在咳嗽的病因列表中，肺癌要排到十名开外，绝大多数咳嗽都和肺癌没有关系。

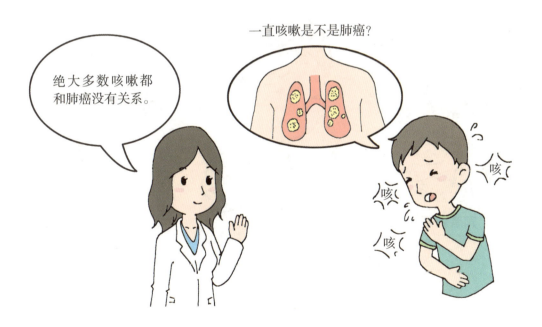

肺癌常见的症状有以下几种：刺激性咳嗽、痰中带血或咯血、胸痛、胸闷气急、声音嘶哑、发热、经久不愈的肺炎等。

除了上述症状之外，肺癌亦可表现为肺外症状或副癌综合征，如原因不明的骨关节疼痛、血钙增高、低钠血症等。

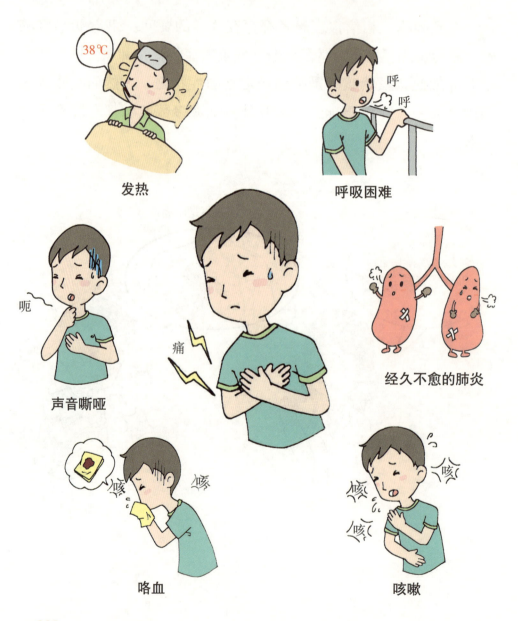

第四章 肺癌的筛查与早诊——防患未然，辨明真伪

但大部分症状均非肺癌特有，支气管扩张症、肺结核、肺炎等亦可表现相似的症状，且部分肺癌早期常无症状。大约 10% 的肺癌患者是在常规检查中偶然发现肺癌的。

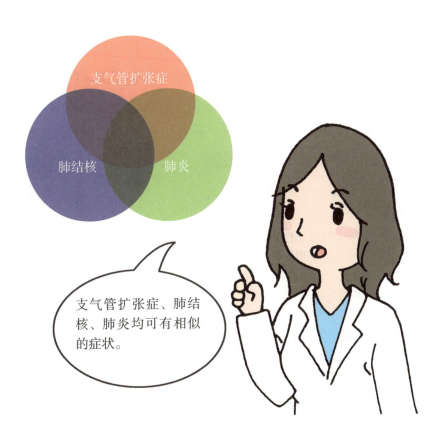

支气管扩张症、肺结核、肺炎均可有相似的症状。

科学健康·肺癌

肿瘤标志物能早期诊断吗

对于肿瘤标志物，相信大家都不陌生，那么通过肿瘤标志物能够进行肿瘤的筛查吗？事实上，肿瘤标志物既可以是由恶性肿瘤细胞异常产生、释放的物质，也可以是人体对肿瘤的刺激反应而产生的物质，还能由胚胎组织、正常组织产生。因此，肿瘤标志物升高并不一定意味着患有肿瘤；相反，肿瘤标志物没有升高

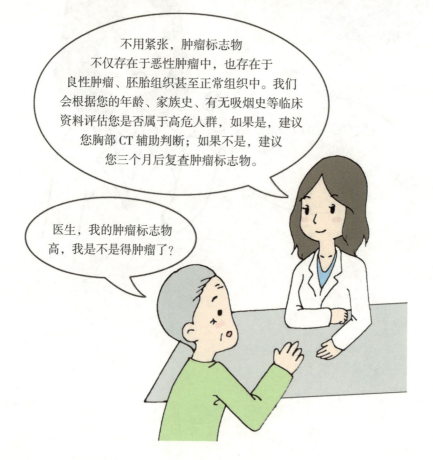

第四章 肺癌的筛查与早诊——防患未然,辨明真伪

也不能排除肿瘤。

那么我们为什么还需要检测肿瘤标志物呢?对于大多数患者而言,肿瘤标志物能够从一定程度上反映肿瘤的发生、发展,帮助监测肿瘤对治疗的反应以及提示肿瘤有无复发。

既然肿瘤标志物对于疾病的诊治以及监测有所帮助,那么有哪些肿瘤标志物是肺癌患者需要做的呢?美国国家临床生物化学研究院、中华医学会检验医学分会等推荐的常用原发性肺癌标志物有癌胚抗原、神经元特异性烯醇化酶、细胞角蛋白片段19和胃泌素释放肽前体以及鳞状上皮细胞癌抗原等。此外,糖类抗原(CA125、CA153、CA199)、组织多肽抗原等也与肺癌有一定的相关性,需要时可联合用于肺癌的辅助诊断。而在送检标本的选择上,外周血、尿液、胸腹水、脑脊液、组织细胞等都可以用来检测肿瘤标志物。

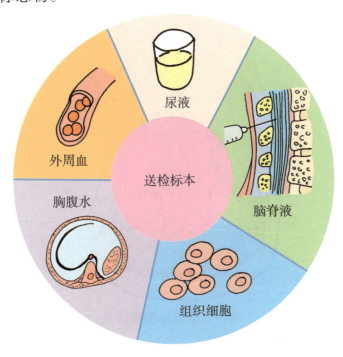

液体活检辅助肿瘤筛查

通过外周血微创进行肿瘤筛查或早期诊断一直是人们努力的目标,但是正如前文所述,绝大部分肿瘤标志物无法获得足够的敏感度以及特异度,因此科学家提出了液体活检的概念。癌症的形成是一个长期的过程,而肿瘤细胞在增殖、进化、凋亡的过程中会释放一些游离的"破坏分子"。液体活检就是指通过非侵入性取样,如血液、胸腔积液等,利用特殊的测序技术、过滤、捕获或富集体内肿瘤细胞的基因组信息,把握住癌症的蛛丝马迹,从

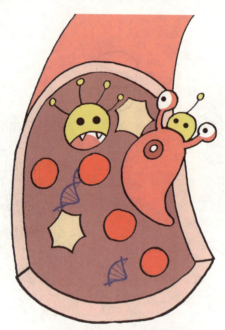

液体活检辅助肿瘤筛查

而对疾病进行动态的观察和治疗，是一种突破性的革新技术。目前，液体活检的四种主要肿瘤来源生物标志物分别是循环肿瘤DNA（circulating tumor DNA，ctDNA）、循环肿瘤细胞（circulating tumor cells，CTCs）、外泌体和循环RNA。

上述四种标志物中，目前较为成熟的检测方法为ctDNA。ctDNA是肿瘤细胞坏死、凋亡后释放的一些游离的DNA片段，在血液中持续时间很短，大约十几分钟到几小时就会被降解掉。每一次液体活检就相当于对患者当下身体情况的一次"快照"，具有很强的时效性。ctDNA在血液中的出现往往早于临床上观察到的肿瘤发生，因此液体活检技术或许在未来会成为肿瘤早期筛查及复发筛查的重要工具。

除了筛查之外，由于ctDNA携带了肿瘤细胞的突变信息，根据ctDNA基因检测的结果同样能挖掘肿瘤潜在的靶向治疗位点，从而为因身体原因或病灶位置无法进行活检的患者提供了靶向检测的另一项选择。此外，ctDNA还是很好的监测肿瘤复发的标志物。在早期肿瘤患者中，手术切除病灶后血液里ctDNA含量会迅速下降，而微小残余病灶的存在使得肿瘤往往不会仅仅通过手术而达到根除的效果，通过检测ctDNA能够判断患者体内是否有微小残余病灶，从而判断是否需要进行后续的全身性治疗以避免肿瘤复发。

循环肿瘤细胞、外泌体和循环RNA作为液体活检的新成员，目前均处于科研层面，还没有被大规模应用于临床，但这几类载体含有较ctDNA更为丰富的基因组和蛋白质组等信息，均为我们研究肿瘤细胞的特性提供了条件。未来通过整合这四类生物标志物的信息，液体活检有极大的潜力成为临床检测大军的主力，在实现肿瘤的早期筛查诊断、分期分级、疗效与预后评价、肿瘤异

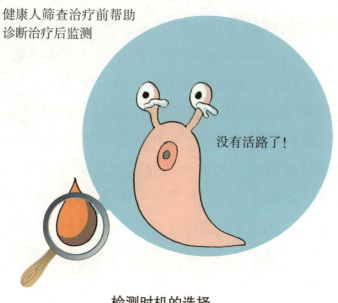

检测时机的选择

质性与抗药性检测等方面发挥价值。

与传统的组织穿刺活检相比,液体活检技术具有诸多不可比拟的优势。

(1)避免了肿瘤异质性带来的误差。肿瘤异质性是晚期癌症患者面临的极大挑战,面对广泛转移的肿瘤病灶,对单一位点进行穿刺活检往往"管中窥豹,可见一斑"。针对某一病灶有效的靶向药可能并不能很好地抑制全身的肿瘤生长。而液体活检技术可以全面地覆盖全部肿瘤的基因突变谱,毕竟每一病灶甚至每一个肿瘤细胞都在向血液中释放自己的游离 DNA。通过全面的肿瘤基因突变情况,临床医生们可以更好地指导患者的进一步治疗。

(2)无创方便。相较于穿刺给患者带来的不良反应,液体活检仅仅通过一管血甚至唾液、尿液就能进行基因检测的方法更容易被患者接受。同时随着科学的进步，我们相信未来液体活检的价格也将更为低廉。

（3）实时、早期发现。由于ctDNA在血液中持续时间很短，须十几分钟到几小时就会被降解掉。液体活检就像是给肿瘤拍一次"快照"，能实时地反映目前患者体内肿瘤的状态，进而判断疗效，随肿瘤的发展态势及时调整治疗方案。由于ctDNA在血液中的出现往往早于临床上观察到的肿瘤发生，因此液体活检技术或许在未来会成为肿瘤早期筛查及复发筛查的重要工具。

早期肺癌筛查利器：低剂量螺旋CT扫描

既然通过抽血检测肿瘤标志物无法作为有效的筛查手段，那么我们应该怎样进行筛查呢？是所有人都需要进行筛查吗？

目前，明确需要筛查的是肺癌的高危人群，主要包括：年龄55～74岁，吸烟史≥30包/年，戒烟史＜15年；或年龄≥50岁，吸烟史≥20包/年，另外具有被动吸烟之外的危险因素，如氡气暴露史、职业暴露史（砷、铬、石棉、镍、镉、铍、硅、柴油废气、煤烟和煤烟灰）、恶性肿瘤病史、一级亲属肺癌家族史、慢性阻塞性肺气肿或肺纤维化病史、被动吸烟史。

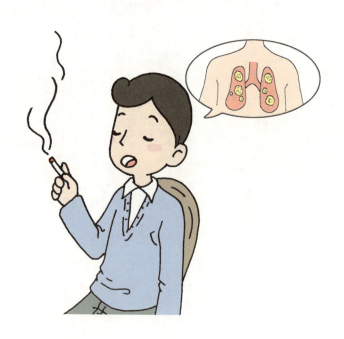

第四章 肺癌的筛查与早诊——防患未然，辨明真伪

高危患者需要进行影像学筛查，主要包括X线胸片、痰检、低剂量螺旋CT。

X线胸片是20世纪90年代以前的肺癌主要检查方法，有助于发现早期周围型肺癌。但胸片普查作用有限，数字化胸片（DR）也不能改善早期周围型肺癌的检出率及降低肺癌的死亡率。

痰细胞学检测价廉、无创、应用方便，可以发现被X线胸片漏诊的中央型肺癌，但敏感性较低，尚不能达到早期诊断肺癌的目的。

低剂量螺旋CT扫描（LDCT）自20世纪90年代开始应用，可以检出尚未远处转移、无或仅有局部浸润、直径<1 cm的周围型小肺癌，其中80%～90%的肿瘤可通过充分的手术切除治愈，无须进一步放疗和化疗。

与胸片相比，经低剂量螺旋CT筛查的、具有高危因素的人群肺癌相关病死率降低了20%。常规CT检查X线辐射剂量较高，一次胸部CT检查X线辐射剂量相当于胸部平片X线剂量的60～100倍，不宜作为常规的检查随访方法。低剂量螺旋CT扫描具有扫描速度快、扫描辐射剂量明显低于常规CT的优势，通过薄层重建，不影响检出率，是最有效的肺癌筛查手段。

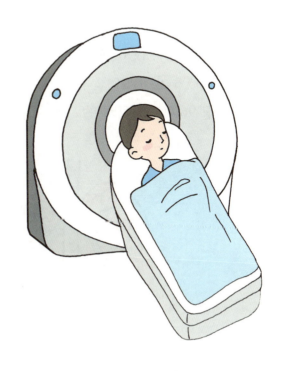

肺部小结节都是肺癌吗

影像学筛查之后，相信大家最关注的问题就是应该怎么理解检查报告了。小结节就是肺癌吗？都需要手术吗？事实上，不同大小的结节以及影像学上具有不同特征的结节处理方法各不相同，3 cm以下称为结节，1 cm以下称为小结节，5 mm以下则称为微结节。

很多人之所以谈结节色变，是因为他们看到肺结节就联想到肺癌。事实上，肺结节与肺癌之间还隔着千山万水。首先需要明确的是并不是只有肿瘤才会导致结节出现，感染性疾病、慢性炎症、吸烟或职业因素所导致的肉芽肿等均可能表现为肺结节。

在检出的肺部小结节中，绝大多数是良性结节，3 mm以下的微结节癌变可能性仅0.2%；直径≤6 mm的实性小结节绝大部分良性，恶性概率小于1%。有统计数据显示，低剂量螺旋CT查出的肺结节中96.4%是良性的。在所有检出的肺结节人群中，真正

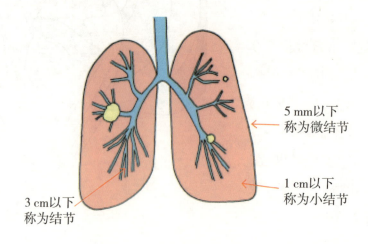

考虑恶性并需要手术治疗的不足2%。相比单发结节，多发结节恶性概率更低。相比磨玻璃小结节，实性小结节良性可能性更大。肺结节可分为实性结节及亚实性结节，亚实性结节又分为部分实性结节和纯磨玻璃结节。对于各类肺结节，低危人群和高危人群需要进行相应的随访和复查，具体指南如下。

结节大小	结节成分	数量	低危人群	高危人群
<6 mm	实性	单个	无须随访（如形态可疑或位于上叶，可12个月后复查）	12个月后复查CT
		多发	无须随访（如形态可疑或位于上叶，可12个月后复查）	12个月后复查CT
	部分实性	单个	无须随访	
		多发	3~6个月复查CT，如复查无变化，2~4年后随访	
	纯磨玻璃密度	单个	无须随访（如可疑恶性，可2~4年后随访；如增大或产生实性成分，建议手术）	
		多发	3~6个月复查CT，如复查无变化，2~4年后随访	
6~8 mm	实性	单个	6~8个月复查CT，18~24个月考虑再次复查CT	6~8个月复查CT，18~24个月再次复查CT
		多发	6~8个月复查CT，18~24个月考虑再次复查CT	6~8个月复查CT，18~24个月再次复查CT
	部分实性	单个	3~6个月复查CT，如持续存在且实性成分<6 mm，5年内每年复查CT；如部分实性结节内实性成分>6 mm且随访持续存在的，高度怀疑恶性	
		多发	3~6个月复查CT，根据其中恶性程度最高的结节制定方案	
	纯磨玻璃密度	单个	6~12个月复查CT，如持续存在，5年内每2年复查CT（如复查增长或产生实性成分，考虑手术）	
		多发	3~6个月复查CT，根据其中恶性程度最高的结节制定方案	

续表

结节大小	结节成分	数量	低危人群	高危人群
>8 mm	实性	单个	3个月内考虑进行CT/穿刺活检/PET-CT	
		多发	3~6个月复查CT，18~24个月考虑再次复查CT	3~6个月复查CT，18~24个月再次复查CT
	部分实性	单个	3~6个月复查CT，如持续存在且实性成分<6 mm，5年内每年复查CT；如部分实性结节内实性成分>6 mm且随访持续存在的，高度怀疑恶性	

第五章

肺癌诊断常用检查方法

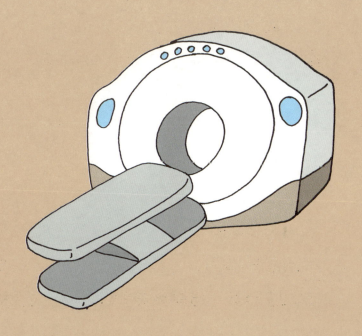

肺癌诊断的常用检查方法

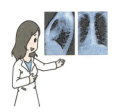

- **影像学检查**：胸部 X 线、胸部 CT、头部 MRI、骨扫描、PET-CT 等。

- **内窥镜检查**：支气管镜、纵隔镜、胸腔镜等。

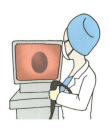

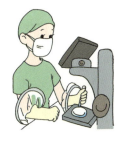

- **病理学检查**：组织病理学、细胞病理学。

- **驱动基因检测**：EGFR 基因突变、ALK 基因融合等。

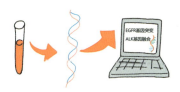

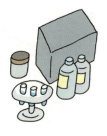

- **实验室化验**：血常规、生化、肿瘤标志物等。

不同影像学检查的特点

影像学检查主要用于肺癌的诊断、分期、疗效检测及预后评估。在肺癌诊疗过程中,医生会根据不同的目的,合理、有效地选择一种或多种影像学检查方法。

• **胸部 X 线**:是肺癌治疗前后最基本的检查方法,通常包括胸部正、侧位 X 片。

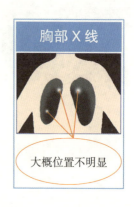

大概位置不明显

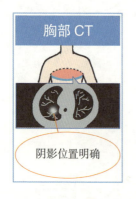

阴影位置明确

• **胸部 CT**:是目前肺癌诊断、分期、疗效评估及治疗后随访中最重要、最常用的检查方法,可以有效检出部分早期肺癌,进一步验证病变所在的部位及累及范围,也可以鉴别良恶性。其中,薄层重建 CT 是肺部结节最重要、最常用的检查手段。

• **磁共振检查**:胸部磁共振检查可以明确肿瘤与大血管之间关系,观察纵隔、肺门淋巴结肿大,也可以鉴别是化疗后纤维化还是肿瘤复发。头颅及脊髓 MRI 是判断脑、脊髓有无转

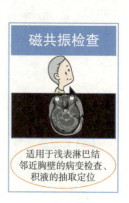

适用于浅表淋巴结邻近胸壁的病变检查、积液的抽取定位

移的最佳检查方法。

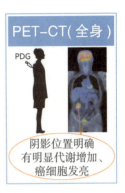

- **正电子发射断层显像（PET-CT）**：对肿瘤全身转移的情况判断有较大意义。

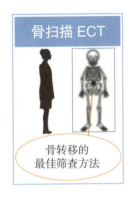

- **骨扫描**：是有无骨转移的最佳筛查方法，能较早地诊断骨转移。

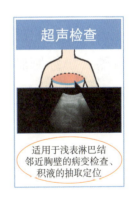

- **超声检查**：可用于双侧锁骨上窝淋巴结、邻近胸壁的肺内病变或胸壁病变的检查，也可用于胸腔积液及心包积液抽取定位。

病理诊断是金标准

说了那么多肺癌的检查，那么是不是做完上面说的检查就可以开始治疗了呢？

当然不是！做完上面的检查，我们还缺少肺癌诊断的最关键一步——病理。

病理诊断是诊断肿瘤的"金标准"，其他任何检查即使发现了肿块、病灶，也不能最终判断这是不是肿瘤、是良性还是恶性、是哪一种肿瘤等，所以确诊还必须依靠病理诊断。

病理学检查包括细胞病理学和组织病理学检查，可以为我们提供很多信息，比如到底是不是肿瘤、是良性还是恶性、是什么病理类型等。

在前面的部分，我们已经为您介绍了肺癌的病理分类（腺癌、鳞癌、小细胞肺癌等，还记得吗？）。不同病理类型的肺癌，治疗方案不尽相同，因此明确病理诊断后，医生才知道怎么安排下一步的治疗。

第五章 肺癌诊断常用检查方法

病理的获取方法

● **支气管镜检查**：支气管镜是一种管状仪器，通过口腔、气管和主支气管插入肺部。由于气道比较敏感，患者会有些不舒服，但对肺癌诊断很重要。

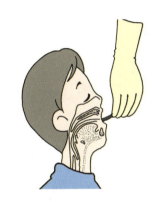

● **经气管镜超声引导针吸活检术**：具有超声探头和活检针的内窥镜通过口插入气管，超声探头从身体组织反弹声波，形成回声，生成附近淋巴结的声像图，帮助医生看到放置活检针的位置，然后从淋巴结中穿刺标本。通过超声支气管镜，可以对邻近支气管的肺门和纵隔淋巴结进行穿刺活检，进而进行纵隔淋巴结的分期和肺癌的病理诊断。

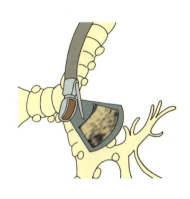

● **纵隔镜检查**：通过胸骨上方的切口将纵隔镜插入胸腔，以寻找肺的异常区域，可以辅助区域淋巴结的分期和肺癌的病理诊断，以往作为评估纵隔淋巴结有无转移的金标准。由于纵隔镜检查术需要全身麻醉，加之经超声支气管镜和食管镜穿刺活检技术的成熟，纵隔镜检查在肺癌诊断和分期中的应用逐渐减少。

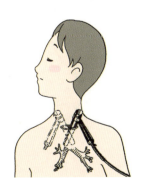

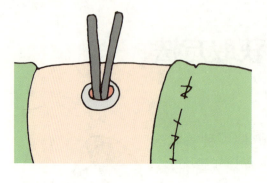

● **胸腔镜或开胸肺活检：**对于影像学发现的肺部病变，经痰细胞学检查、支气管镜检查和各种方法穿刺、活检仍未能明确诊断者，临床上高度怀疑肺癌或短期观察后不能除外肺癌者，胸腔镜甚至开胸肺活检是肺癌定性诊断的方法之一。

● **痰脱落细胞学检查：**患者留清晨咳出的痰特别是含有血的痰，送化验室检查是否有瘤细胞。痰的细胞学检查不需要特殊设备，检查方法安全，患者无任何痛苦，易于为患者接受。

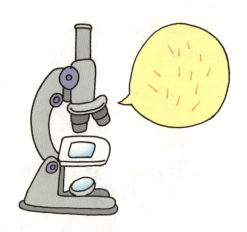

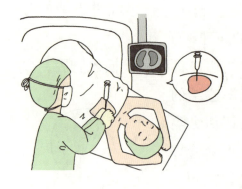

● **细针穿刺活检：**使用细针从肺部穿刺组织。借助CT扫描、超声或其他影像学方法定位肺部病灶，将活检针经皮肤插入病灶中，取出样本送检。

第五章 肺癌诊断常用检查方法

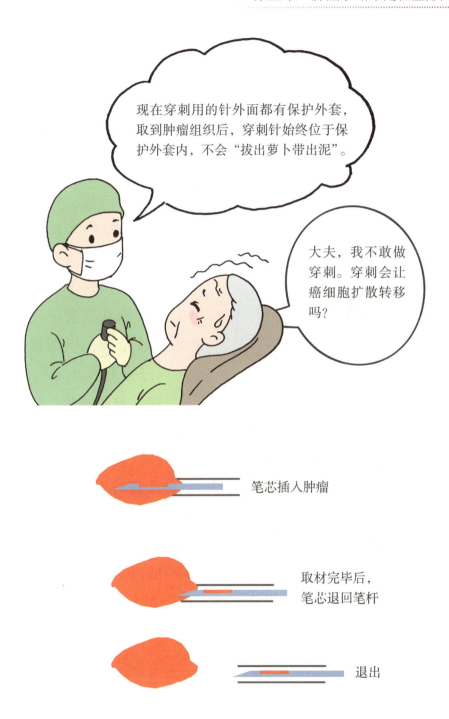

支气管镜

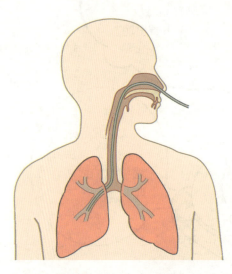

支气管镜检查包括支气管镜下刷检、活检、针吸以及支气管灌洗，是诊断肺癌最常用的方法。主要用来获取细胞病理学和组织病理学诊断，也可以判断肿瘤在气管、支气管腔内的生长范围，以帮助确定是否可以进行手术。

目前使用的支气管镜是由柔软可弯曲的材料制成。做之前会滴麻药，这样呛咳、气管痉挛等不舒服就会消失。检查时，保持平和的心态、积极配合，检查也会顺利完成。

● **检查前**：禁食水 4~8 小时，以免检查时胃里食物呛入气管内；带上胸部 CT 片；取下义齿；保持平和的心态。

● **检查后**：禁食水 2~3 小时，以免造成误吸；可能会有鼻部或咽喉疼痛不适、声音嘶哑、吞咽不顺或痰中带血，一般不需要处理，休息几天就会慢慢恢复；如果取活检的当天咳出大量血，需要及时去医院就诊。

驱动基因检测

肿瘤的驱动基因是与癌症发生发展密切相关的重要基因，当驱动基因突变后，就会把癌细胞"驱动"起来。如果能找到癌细胞突变的那个驱动基因，再针对突变驱动基因去做治疗，就事半功倍了。

当前关于非小细胞肺癌尤其是含腺癌成分的肺癌，有九大公认的驱动基因。常见驱动基因包括表皮生长因子受体基因（亚裔患者发生率高达 46.7%）、间变性淋巴瘤激酶（发生率约 7%）、原癌基因受体酪氨酸激酶（发生率约 2%），其他少见驱动基因突变包括 BRAF、KRAS、NTRK、MET、HER2 以及 RET。

肺腺癌的国内外治疗指南都强调了要做基因检测。"无检测，不治疗"已经成为肺癌专科医师必需的诊疗行为，这无疑更加强调了做基因检测的重要性。迄今，有阳性意义驱动基因突变的肺癌患者已经达到非小细胞肺癌患者总数的 70% 以上，这意味着至少有 70% 的非小细胞肺癌患者可以通过基因检测找到对应的靶向药物，从而延长生存周期、提高生存质量。目前，三甲医院基本都可以进行驱动基因检测。

肺癌 TNM 分期

原发肿瘤（T）分期		区域淋巴结（N）分期		远处转移（M）分期	
Tx	原发肿瘤大小无法测量	Nx	淋巴结转移情况无法判断	Mx	无法评价有无远处转移
T0	没有原发肿瘤的证据	N0	无区域淋巴结转移	M0	无远处转移
Tis	原位癌				
T1a	原发肿瘤最大径≤1 cm	N1	同侧近端淋巴结转移	M1a	胸膜播散
T1b	原发肿瘤最大径>1 cm，≤2 cm			M1b	单发转移灶
T1c	原发肿瘤最大径>2 cm，≤3 cm			M1c	多发转移灶
T2a	原发肿瘤最大径>3 cm，≤4 cm	N2	同侧远端淋巴结转移		
T3	肿瘤最大径>5 cm，≤7 cm	N3	对侧淋巴结转移		
T4	肿瘤最大径>7 cm				

	N0	N1	N2	N3	M1a any N	M1b any N	M1c any N
T1a	ⅠA1	ⅡB	ⅢA	ⅢB	ⅣA	ⅣA	ⅣB
T1b	ⅠA2	ⅡB	ⅢA	ⅢB	ⅣA	ⅣA	ⅣB
T1c	ⅠA3	ⅡB	ⅢA	ⅢB	ⅣA	ⅣA	ⅣB
T2a	ⅠB	ⅡB	ⅢA	ⅢB	ⅣA	ⅣA	ⅣB
T2b	ⅡA	ⅡB	ⅢA	ⅢB	ⅣA	ⅣA	ⅣB
T3	ⅡB	ⅢA	ⅢB	ⅢC	ⅣA	ⅣA	ⅣB
T4	ⅢA	ⅢA	ⅢB	ⅢC	ⅣA	ⅣA	ⅣB

第六章

肺癌的多学科与个体化治疗

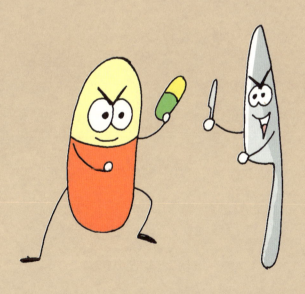

肺癌的综合治疗

癌症是一种复杂的疾病,狡猾的癌细胞拥有很强的进化能力,在单一疗法的作用下常常会"野火烧不尽,春风吹又生"。通过一种治疗手段往往达不到理想的效果。因此,现代肿瘤综合治疗的理念强调把各种治疗手段有机地结合起来,"多管齐下,扬长避短,一鼓作气",不留给肿瘤细胞喘息的机会。

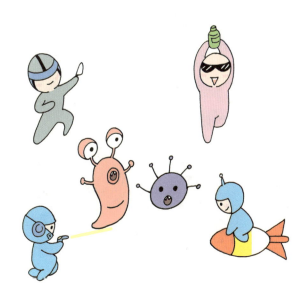

肺癌综合治疗的手段包括手术治疗、化学治疗、物理治疗、靶向治疗以及免疫治疗等。近年来,各个学科在肿瘤治疗领域均取得了巨大的突破,新技术的出现让肺癌综合治疗有了质的突破。

肺癌治疗需要多学科协作

随着医学知识日新月异的发展，肺癌的治疗手段越来越丰富，往往涉及多个学科的知识。而单一专科的医生往往专注于一点，例如外科医生可能对肺癌手术治疗非常擅长，而对靶向治疗了解有限，而内科大夫对物理治疗的具体机制和原理可能知之甚少。只有通过多学科合作，共同为患者诊断、制定方案，才能为患者选择最合适、最具有循证医学证据的治疗手段，最大化综合治疗的效果。

多学科联合会诊不是一种药，也不是某种治疗手段或医疗设备，而是多学科医生共同诊治病情的形式，这种"一站式"服务利用现有治疗手段为患者选择最合适的治疗方案，起着明诊断、定方向、细方案的重要作用。

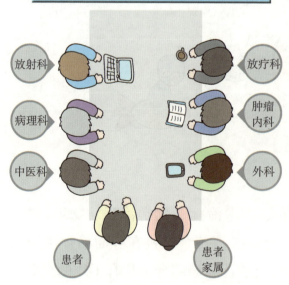

多学科合作，共同为患者诊断、制定方案

癌症的多学科联合会诊即由来自外科、肿瘤内科、放疗科、放射科、病理科等科室的专家加上护理人员组成工作组，针对某一肿瘤类型，通过定期会议形式，提出适合患者的最佳治疗方案，继而由相关学科单独或多学科联合执行该治疗方案。

肺癌个体化治疗需要量体裁衣

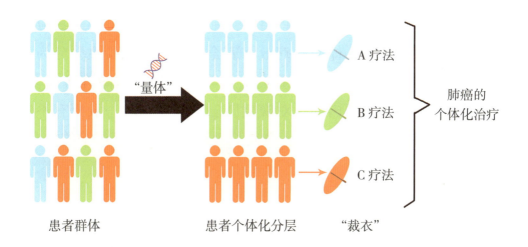

量体裁衣式的个体化诊疗是肿瘤领域的另一大进展。尽管肿瘤都具有快速生长、广泛转移等共性，但实际上不同肿瘤细胞的发病机制是不同的。癌症具有很强的异质性，每个人都具有自己独特的基因，每位肿瘤患者所携带的肿瘤基因也不完全一致，即使是同样分型、分期的肿瘤，其治疗策略也不尽相同。一方面，对于每一位肺癌患者，我们都应该尽可能多地收集肿瘤的信息，包括临床影像学特征与基因层面的信息，达到精准"量体"。另一方面，我们要组织多学科讨论，根据"量体"的结果为患者"裁衣"，制定个体化的治疗方案。

临床试验的选择

针对标准疗法都已经失效的患者，临床试验或许是患者的最后一线希望。临床试验可以将目前最前沿的治疗手段和药物应用于患者，探究其在人体内的疗效与安全性。临床试验主要分为Ⅰ期、Ⅱ期及Ⅲ期，越往后，我们对药物的效果和风险理解越多，成功概率越高。而国内的针对晚期肺癌的临床试验一般都有不错的效果，因此，肺癌晚期患者也要积极寻求入组临床试验的机会，相信科学的发展。

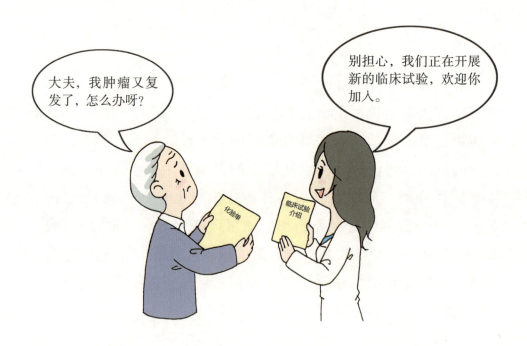

第七章

肺癌的手术治疗

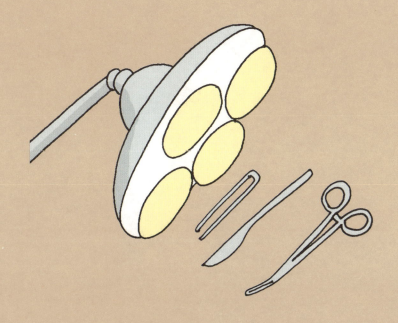

第七章 肺癌的手术治疗

哪些患者需要接受手术治疗

尽管医学科学的发展日新月异，治疗肺癌的药物也层出不穷，但手术治疗仍然是肺癌的主要治疗手段。

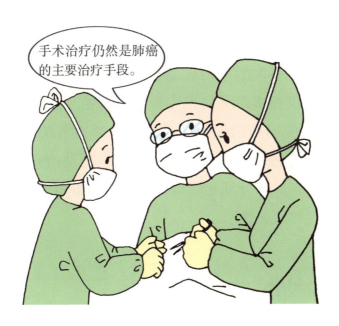

手术治疗之所以重要，是因为其可以快速高效地去除肉眼可见的恶性肿瘤。如果肿瘤处于早期，则手术可完全切除所有癌细胞并极有可能达到治愈目的；如果肿瘤处于中期，手术配合以辅助治疗（化疗、靶向治疗、免疫治疗）可能达到治愈的目的或者延长患者生存时间。

对于绝大多数肺癌而言，手术的界限在哪里？正如我们前边所说，肺癌是分为4个期别的，通俗讲就是Ⅰ期、Ⅱ期、Ⅲ期、Ⅳ期。Ⅰ期是严格意义上的早期，Ⅳ期是晚期，Ⅱ期和Ⅲ期可以粗略理解为中期。分期越往前，疾病就越轻，治愈的可能性也就越高。Ⅲ期疾病又分为ⅢA和ⅢB。基于目前的共识，大家认为Ⅰ期、Ⅱ期及部分ⅢA期患者都有手术指征，也就是手术值得做，ⅢA是外科干预的一般界限。

不过，随着近些年药物治疗的长足发展和应用，某些既往手术比较困难或者不能手术的患者逐渐变成了容易手术或者可以手术的患者。这些药物包括化疗药物、基因靶向治疗药物和免疫治疗药物。如果外科医生术前评估患者肿瘤较大、位置棘手、手术难度大，则可以在多学科讨论中征求内科医生意见，评估是否可以在手术前先使用药物缩小肿瘤、降低肿瘤负荷、再进行手术。这种药物治疗方法称为新辅助治疗。在新辅助治疗后，很多患者的肿瘤会缩小，肿瘤分期也降低，进而降低外科医生的手术难度，同时提高患者的治愈概率。

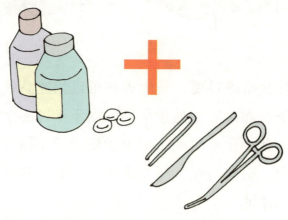

新辅助 + 手术 = 助攻 + 英雄

第七章　肺癌的手术治疗

手术方式有哪些

随着胸外科手术器械的快速发展，电视辅助胸腔镜手术目前已普遍应用到胸外科手术中，传统开胸手术在所有手术中的占比逐渐下降。在个别医疗机构，胸外科医生甚至可以熟练地使用更加微创的机器人手术系统进行肺癌的手术治疗。

在传统开胸手术中，外科医生需要在患者侧胸壁顺肋骨间隙方向开一个较大的切口，以保证外科医生的手可以进入胸腔进行操作，同时较大的切口能够保证外科医生直视胸腔的全部结构，以达到根治肿瘤和保证安全的效果。

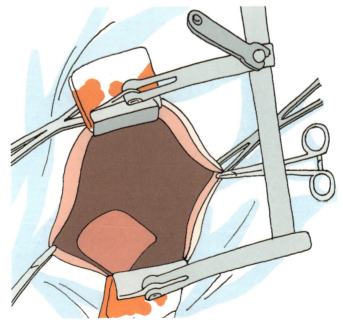

传统开胸手术

电视辅助胸腔镜手术，也就是常说的微创手术，是一种利用视频辅助的手术操作方式。在实施微创手术时，外科医生通常在患者胸壁肋骨间隙切开直径1～3 cm的切口1～3个，然后助手将一个长臂摄像头深入其中一个切口。这样，胸腔的内部结构便全部传导在外科医生眼前的屏幕中。之后，外科医生通过另外2个切口深入长臂的操作器械（电刀、手术钳等），直接看着视频进行手术操作。

机器人手术操作系统则更为先进，主刀医生甚至不用上手术台，而是在另外一个房间通过手柄，在视频引导下远程操作固定

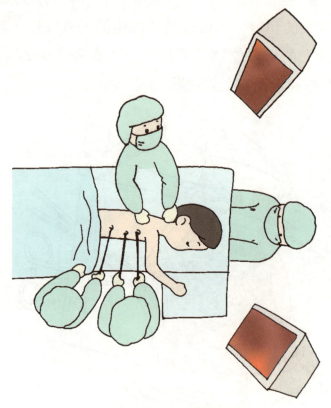

电视辅助胸腔镜手术

第七章　肺癌的手术治疗

在患者胸部的高灵敏度机械手臂进行手术。当然，机器人手术仍然需要有2名左右助手在手术台上进行手术器械的摆放固定等操作。

近几年，随着外科医生手术技术的持续进步，单孔胸腔镜发展已基本成熟。单孔胸腔镜手术可谓微创中的微创。医生通过在患者胸壁切开一个约3 cm的切口，将摄像头和手术操作器械同时深入其中进行手术。在施行单孔胸腔镜手术时，由于单孔的限制，主刀医生的视野和操作范围极其有限，这就要求医生对切口的开口位置和不同位置肿瘤的操作方式极为熟练。不过，即便如此，单孔胸腔镜手术目前已成为胸外科的常规术式。

微创的好处在于患者胸部切口小，术后恢复会更快速，不适症状也会更少。不过，不管是微创或是开胸手术，患者胸腔内部的操作和切除范围没有任何区别。所以，微创实际上是"面子"工程，真正决定肿瘤根治的是内部操作。

虽然微创手术的益处很多，但

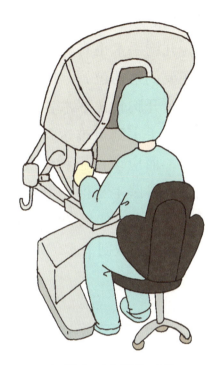

机器人手术操作系统

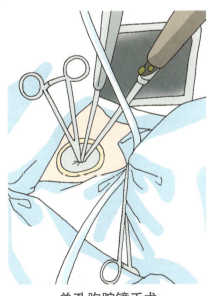

单孔胸腔镜手术

对于胸腔较大的肿物或者肿物位置比较刁钻、腔镜到达困难的情况，开胸手术也有其自身的优势。开胸时，术者能够轻易到达任何想要到达的位置。同时，对于难度较大的手术，即使术中不慎出血，开胸直视下术者也能采取直接压迫的方式止血，在这一点上微创手术则很难达到。因此，我们不能简单说微创或开胸孰优孰劣，而应该视患者情况决定。如果肿物巨大、靠近危险地带，或者外科医生觉得使用开胸能够更高质量地完成手术，那就应该行开胸手术；如果肿物较小、位于周边，外科医生估计难度不大，就应该选择微创手术。

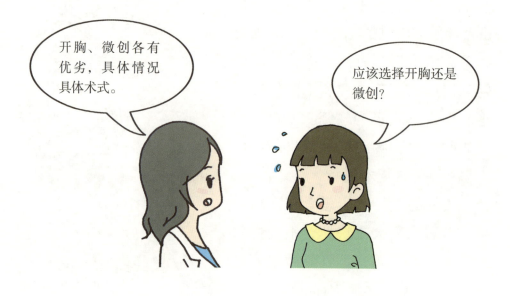

第七章 肺癌的手术治疗

肺癌手术风险——可防可控

肺癌手术涉及人体最重要的系统之一——呼吸系统；同时，连接肺脏的血管直接来源于心脏大血管，一旦出血往往会导致非常紧急的情况，因此胸外科手术风险相对较高。但是，肺癌手术同其他所有手术一样，对外科医生而言会有学习曲线。也就是说当一名外科医生实施的手术量达到一定程度时，其手术程度会趋于稳定。

国内拥有大量适宜手术的肺癌患者，对于手术体量较大的肺癌中心，每一位成熟的胸外科医生的手术量大概率远远高于学习

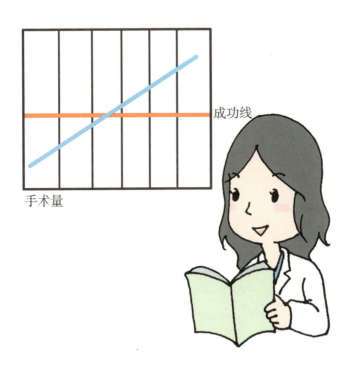

曲线中手术水平达到稳定的点，所以患者手术并发症发生率很低，可以说手术风险完全可控。如果拿开车做比喻的话，就是好的司机不管开什么车，都会相对比较平稳。

当然，在评价手术风险时也要考虑患者自身身体条件和疾病状态。如果患者高龄、合并基础病、肺癌比较严重，则手术风险相对高一些；如果患者年轻、身体素质很好、疾病较早，则手术风险相对较低。这就如同在马路上开车，开一辆15年以上的老车相比开一辆行驶一两年的新车需要的精力更多一些，磕磕碰碰的概率也会高一些。

第七章　肺癌的手术治疗

高效恢复
——胸外科的快速康复策略

以前谈起胸外科手术，老百姓都会认为开膛破肚是大手术。其实不然。微创手术开展以来，患者的舒适度相较以前大幅提升。同时，另一项外科康复策略的应用也使得胸外科手术在患者看起来成了"小"手术。甚至有人夸张地说，早期肺癌做了手术，好起来比得一场感冒还好得快。其实这么讲是有道理的。

胸外科手术的快速康复是指通过外科医生在患者手术前、手术中和手术后实施一系列措施，使患者在整个治疗期间的不适度

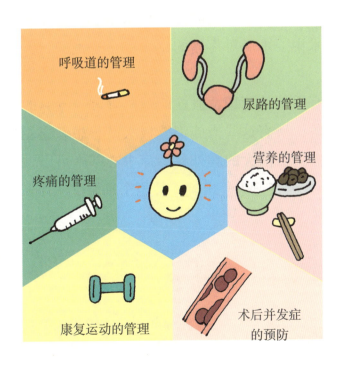

降到最低、恢复速度最快、尽早融入正常生活的策略。这些措施包括患者呼吸道的管理、疼痛的管理、康复运动的管理、术后并发症（尤其血栓）的预防、营养的管理和尿路的管理。

比如呼吸道的管理，为了让患者术后呼吸道不适降到最低，同时增加康复速度，术前医生或护理人员会根据患者气道状态量表评估患者的呼吸道整体情况，然后根据具体结果建议患者进行戒烟、系统性呼吸训练（深呼吸、吹气球、爬楼等），必要时配合以雾化药物等。这些措施可以让患者呼吸道达到最佳的手术预备状态。术后，会给予患者合理的拍背、教会患者咳痰、给予雾化吸入药物、运用化痰药物等使患者很快恢复到正常的状态。

疼痛不仅会让患者不适，更容易引起患者情绪的波动，同时影响患者的咳嗽和康复运动等。因此，疼痛的管理是快速康复的重要组成部分。疼痛管理通常由医务人员（外科医生、麻醉医生等）通过疼痛评分量表，及时适量地给予患者止痛药物，保证患者在术前、术中、术后对疼痛的感受在合理范围，甚至做到完全无痛的状态。

另外还有活动的管理、血栓的预防管理、营养的管理和患者尿路的管理等，所有这些措施都能极大改善患者感受。通过实施快速康复措施，目前大的胸外科诊疗中心基本可以做到绝大多数患者术后3～5天快速康复出院，甚至个别情况术后恢复一两天即达到出院标准。

第七章　肺癌的手术治疗

术后辅助治疗和术前新辅助治疗

哪些患者要接受术后辅助治疗？目前的术后辅助治疗方法都有哪些？术后辅助治疗要持续多长时间？目前术前新辅助治疗有怎样的进展？

众所周知，并不是所有的肺癌患者在术后都需要进行辅助治疗，只有进行了完全切除的患者且术后病理分期在Ⅱ期和Ⅲa期的患者，可以考虑术后辅助治疗。

肺癌术后辅助治疗的基本方式是辅助化疗，这是在临床上应用已久的治疗方式。但多项荟萃分析表明，对于根治性手术切除后的Ⅱ期到Ⅲ期非小细胞肺癌患者，接受含铂双药化疗方案5年生存率仅提高5%左右。随着靶向治疗研究的拓展，发现此类药物不仅可应用于晚期肺癌患者，亦可应用于完全手术切除患者的术后辅助治疗。即对于携带EGFR敏感突变（19del或L858R突变）的Ⅱ～Ⅲa期以及部分具有高危因素的Ⅰb期患者，应用EGFR-TKI靶向药物作为术后辅助治疗可显著改善患者的无瘤生存时间。对于辅助靶向治疗的用药时长，目前公布的临床数据是2~3年，但尚有很大的研究空间，未来的临床研究数据可能支持用药更短或者更长时间。此外，对于携带其他肺癌驱动基因如MET、RET的患者，术后能否选择相应的靶向药物作为辅助治疗，尚未公布相应的研究结果，此部分患者目前仍以辅助化疗为主。

随着免疫检查点抑制剂药物（PD-1/PD-L1）的研发和临床应

用，辅助免疫治疗有望进一步改善肺癌患者预后，降低疾病复发转移的风险。需要术后免疫辅助治疗的人群是无驱动基因、PD-L1阳性（尤其PD-L1 TPS≥50%）的Ⅱ和ⅢA期完全手术切除的非小细胞肺癌患者，可以在辅助化疗后接受免疫治疗。

术前新辅助免疫治疗可以充分激活免疫应答、在术前缩小肿瘤，还有望清除手术时尚未被发现的微小转移灶。驱动基因阴性的患者，术前采用PD（L）-1联合化疗的新辅助治疗方案，在肿瘤病理完全缓解（pCR）率上显著优于标准含铂双药化疗。"新辅助治疗—手术—免疫辅助治疗"是现阶段免疫治疗的研究热点，也是未来免疫治疗的发展方向之一。

第八章

肺癌的物理治疗

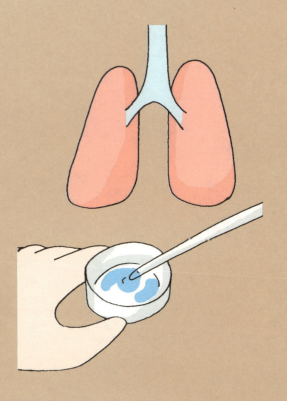

第八章　肺癌的物理治疗

打开癌症物理治疗的大门

癌症的物理治疗指的是将电、光、热、冷、超声、射频、微波等各种物理手段用于癌症的治疗。随着新技术、新设备不断涌现，目前癌症物理治疗包括伽马刀、光子刀、质子刀、超声聚焦刀、聚能刀、激光刀、氩氦刀、射频消融、全身热疗等。

其中，一系列需要用到物理仪器来产生高能射线的技术又被统称为放射治疗，需要相应的放疗科医生为患者制定放疗方案与实施治疗。对于肺癌患者来说，放疗是物理治疗的主要方式。

相对于传统的手术或化学治疗，放射治疗有以下几点优势：

- 无创或微创。
- 局部疗效明显，优于化疗和靶向治疗。
- 对早期肿瘤可起到根治作用，中、晚期肿瘤达到减瘤作用。
- 定位准确。

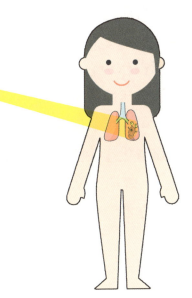

放射治疗的适应证：哪些肺癌患者需要接受放射治疗

放疗根据目的可分为根治性放疗和姑息性放疗。对于较早期的肺癌，放疗以根治为目的，总剂量一般较大，副作用相对严重。当肿瘤出现转移或者一些肿瘤压迫正常组织导致出现如头痛、梗阻、失明和大小便失禁等症状时，放疗可以缩小肿瘤体积，从而缓解和减轻肿块过大而引起的压迫症状。

目前对于各个分期的非小细胞肺癌，放疗的应用如下：

● 早期（Ⅰ~Ⅱ期）：对于不能耐受手术的患者，立体定向放疗可以作为替代治疗方案，在保证治疗效果的前提下不会影响患者的生活质量。

● 中期（Ⅲ期）：对于存在纵隔淋巴结转移的Ⅲ期肺癌患者，放疗与化疗往往联合应用。

● 晚期（Ⅳ期）：对于全身转移的晚期肺癌，放疗可以定点解决孤立的转移灶（尤其是脑转移）。

第八章 肺癌的物理治疗

放射治疗并不神秘：放射治疗的大致流程

放疗需要多部门与患者共同协作，一起对抗肿瘤细胞。放疗的具体流程为：

(1) 确定放疗方案——放疗科医生；

(2) 体位固定及模拟定位——技师；

(3) 确定照射靶区——物理师；

(4) 放疗计划的制订及评估——医生和物理师；

(5) 放疗计划实施——技师；

(6) 患者完成放疗。

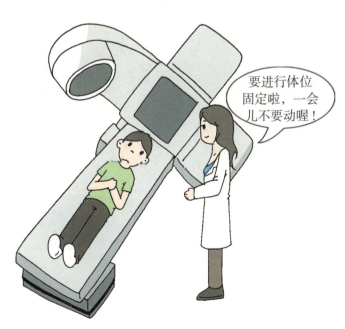

肺部放疗常见的不良反应

很高剂量的放射线在杀死癌细胞的同时，也不可避免地会损害癌细胞周围的健康细胞。放疗的不良反应因人而异，有些患者可能会出现很多不良反应，有些却不会，这也体现了放疗的个体差异。我们应该尽量预防放疗的不良反应，过于严重时，要牺牲放疗的作用剂量。

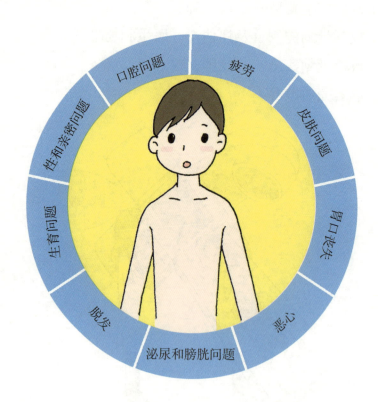

第九章

肺癌的化学治疗

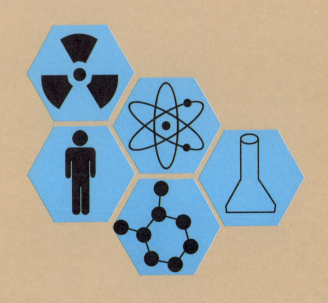

第九章 肺癌的化学治疗

什么是化学治疗

化学治疗药物又被称为细胞毒药物,顾名思义,这种药物往往威力巨大,能够强效地杀死肿瘤细胞。在第一次世界大战后,人们发现芥子气可以杀死一般的白细胞,就认为芥子气也可以杀死导致白血病的变异白细胞。于是,芥子气被作为杀死变异白细胞及其他癌细胞的"良药"。随着医学的发展和医药工作者对化疗药物的进一步认识,越来越多的化疗药物相继出现和应用,使得化疗成为目前治疗肿瘤及某些自身免疫性疾病的主要治疗手段,拯救了千万生灵的性命。

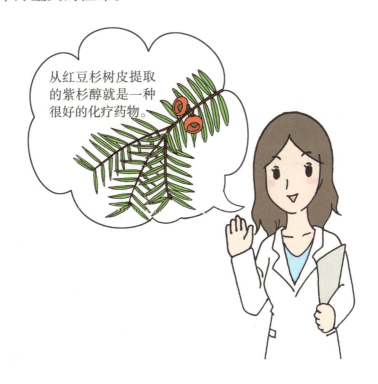

从红豆杉树皮提取的紫杉醇就是一种很好的化疗药物。

哪些患者需要进行化疗

大体来讲，肺癌的化疗可以分为两类。如果患者可以手术，化疗通常起辅助治疗的作用，称辅助化疗，包括术前进行的新辅助化疗及术后辅助化疗；对于晚期肺癌患者或身体无法耐受手术的患者，化疗则成为主要的治疗手段，称根治性化疗（若伴随放疗，则称同步放化疗）。

不过化疗对患者有一定的毒副作用，因此化疗也存在一定的禁忌证。

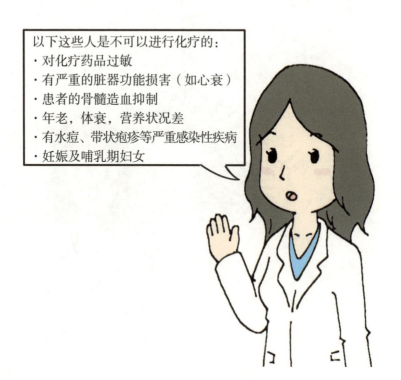

以下这些人是不可以进行化疗的：
- 对化疗药品过敏
- 有严重的脏器功能损害（如心衰）
- 患者的骨髓造血抑制
- 年老，体衰，营养状况差
- 有水痘、带状疱疹等严重感染性疾病
- 妊娠及哺乳期妇女

第九章 肺癌的化学治疗

肺部化疗常见的不良反应

化疗的原理好比"大水漫灌",往往"杀敌一千,自损八百",有一定的不良反应。然而得益于人体强大的自身恢复能力,化疗带来的机体损害大部分都可恢复。只要科学面对,提前预防性治疗,及时、有效地处理不良反应,多数人可以坚持化疗。若出现严重的不良反应,患者也要尽快就诊,医生将酌情调整剂量或停止化疗。

总的来说,化疗药物的不良反应分为局部反应(如脱发、口腔溃疡)、胃肠道反应、骨髓抑制和脏器的系统毒性(如心、肝、肾、肺、神经和生殖系统),越靠后的不良反应越严重,但发生的概率也相对较低。而我们可以采取一些小技巧,安全度过化疗期。

- 保持良好的心情。
- 适当锻炼身体、健康饮食。
- 改善睡眠习惯,每晚尽量保证 8 小时睡眠。
- 使用一些特制的帽子在化疗期间给头皮降温,以降低脱发的可能性。
- 避免辛辣、油腻或味道重的食物,避免吃一些有强烈气味的食物,这些可能会加重恶心的感觉。
- 姜汁汽水是化疗期间缓解恶心的神器。

第十章

肺癌的靶向治疗

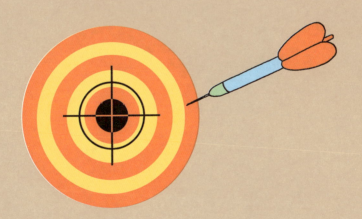

什么是分子靶向治疗

靶向治疗的概念在很大程度上是由化疗引申出来的。传统的化疗通过杀伤迅速增殖的细胞达到治疗目的，类似"大水漫灌"，人体的正常增殖细胞也会受到伤害，可谓是"杀敌一千，自损八百"。而靶向治疗能有针对性地杀伤肿瘤细胞，做到"有的放矢"，对正常组织影响较小，是一种更为精准的治疗模式。其原理在于肿瘤细胞需要特定的分子生存、增殖、转移，这些分子通常由特定基因编码调控。靶向治疗就是针对这些分子或致癌基因而设计的，靶向药物能与对应靶点结合，阻止其发挥功能，从而阻止肿瘤生长。目前，国内外已经开展了多项前瞻性临床研究和真实世界的研究，显示靶向治疗对携带相应基因突变的患者具有显著的延长生存时间、提高生活质量的作用。因此，医生在制定靶向治疗方案前往往会推荐患者做组织或血液的相关基因检测，明确相关"靶点"基因的表达情况。

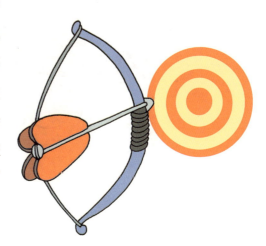

分子靶向治疗的分类

目前,应用于临床的靶向药物主要分为两大类:单克隆抗体和酪氨酸激酶抑制剂。

● **单克隆抗体:** 由单一特定种类的免疫细胞产生,能够识别和作用于肿瘤细胞表面的特定标志物,从而杀死肿瘤细胞或抑制

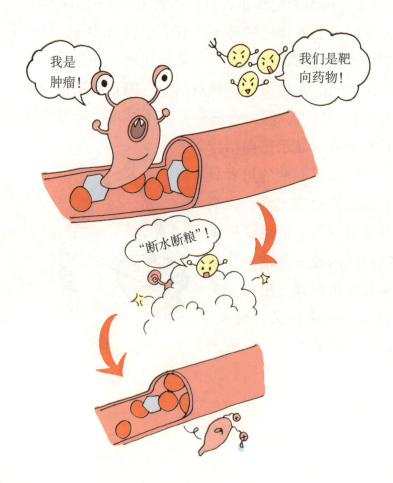

第十章 肺癌的靶向治疗

肿瘤细胞生长、阻止肿瘤细胞的播散。这类药物通常经静脉输液用药，多与其他化疗或小分子靶向药物联合使用，也可单独使用。常用的单克隆抗体包括血管内皮细胞生长因子抑制剂，如贝伐珠单抗可以通过抑制新生血管形成从而给肿瘤组织"断水断粮"；表皮生长因子受体抑制剂，如西妥昔单抗可以阻断肿瘤细胞生长和转移。

● **酪氨酸激酶抑制剂**：是小分子靶向药物，它们可以穿过细胞膜作用于肿瘤细胞内部，阻断控制肿瘤细胞生长和转移的特定信号通路。除此之外，还有一些抗血管生成的小分子靶向药物。

最为人们所熟知的靶向药是大名鼎鼎的表皮生长因子受体酪氨酸激酶抑制剂（EGFR-TKI）。EGFR-TKI应用于具有EGFR敏感突变的患者，它们可以阻止肿瘤的生长，从而起到抗肿瘤作用。EGFR-TKI包括第一代的吉非替尼、厄洛替尼和埃克替尼，第二代的阿法替尼、达克替尼，以及同时针对EGFR敏感突变和耐药突变（T790M）的第三代奥希替尼（3代）。

其他肺癌可治疗的靶点及药物有ALK和ROS1抑制剂克唑替尼（1代）；ALK抑制剂阿来替尼（2代）、塞瑞替尼（2代）、布加替尼（2代）、劳拉替尼（3代）；BRAF抑制剂达拉非尼；MEK抑制剂曲美替尼；NTRK融合基因抑制剂拉罗替尼。

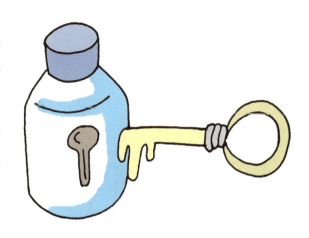

有靶点突变，靶向治疗一定有效吗

有关靶向治疗的分类说了那么多，相信大家最关心的就是是否具有上述靶点突变，靶向治疗就一定有效呢？

我们以EGFR突变为例。亚裔人群和我国的肺腺癌患者EGFR基因敏感突变阳性率高达40%～50%，尤其在不吸烟者、女性中高发。EGFR突变主要包括4种类型：外显子19缺失突变、外显子21点突变、外显子18点突变和外显子20插入突变。最常见的EGFR突变为外显子19缺失突变（19DEL）和外显子21点突变（21L858R），均为EGFR-TKI的敏感性突变；18外显子G719X、

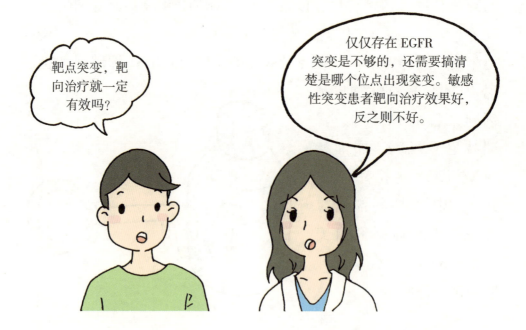

第十章 肺癌的靶向治疗

20外显子S768I和21外显子L861Q突变亦是敏感性突变,而20外显子的T790M突变则与第1、2代EGFR-TKI获得性耐药有关;除此之外,还有许多类型的突变临床意义尚不明确。也就是说,仅仅存在EGFR突变是不够的,还需要搞清楚是哪个位点出现突变。敏感性突变患者的靶向治疗效果好,反之则不好。

当然,具备敏感性突变也并不意味着一定对靶向治疗会有比较好的疗效。某些患者对靶向治疗原发耐药,其具体机制比较复杂,但这些患者仅占20%左右。对于大多数具有敏感突变的患者而言,靶向治疗是一种十分有效的治疗手段。

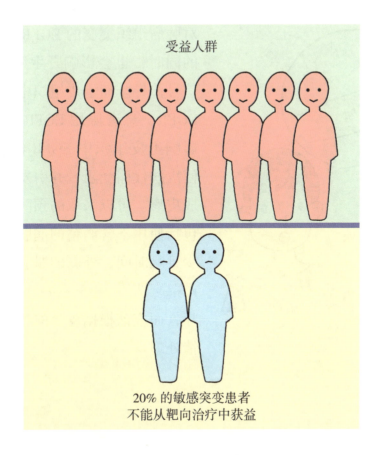

靶向治疗常见的不良反应

很多患者之所以希望使用靶向治疗,是因为其不良反应小且疗效好,尤其一般很少出现骨髓抑制和神经、心脏毒性等不良反应。总体上看,靶向治疗比化疗不良反应少,但仍会出现特有的不良反应,尽管其重度不良反应的发生率低。不同的靶向药物其不良反应有差异,常见的不良反应如下。

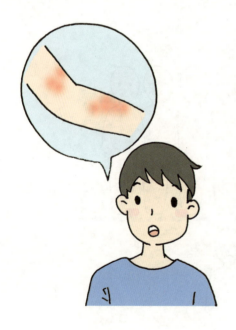

- **皮疹**:EGFR-TKI 类药物在对肿瘤组织突变的 EGFR 产生作用的同时,也会影响野生型的 EGFR 信号传导。而上皮组织中存在大量 EGFR,患者服用 EGFR-TKI 后会影响上皮组织中 EGFR 信号传导,使皮肤代谢受阻,并引发炎症、形成皮疹。可以采取的预防处理方法包括使用不含酒精的润肤乳液、减少日晒时间、外露的肌肤使用防晒产品。发生皮疹不要立即停止治疗,而应该根据皮疹的严重程度酌情处理。

● **腹泻**：发生率较高，但多数人症状较轻。2代 EGFR-TKI 阿法替尼腹泻发生率较高。治疗期间建议清淡饮食，避免可加重腹泻的食物。首次出现时，应开始对症治疗；对症处理后不能缓解，应减量或停药。

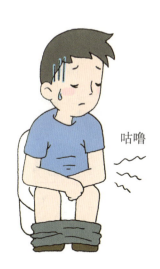

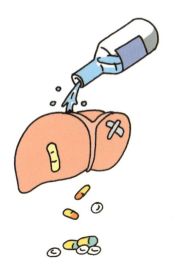

● **肝损伤**：吉非替尼的肝损伤较多。肝损伤可发生于服用药物的7天~6个月。为减少肝损害发生，治疗前应详细询问病史，如病毒性肝炎、酒精性肝病等病史，避免合并使用抑制 CYP3A4 酶的药物。治疗方法包括保肝药物、糖皮质激素、营养支持治疗。

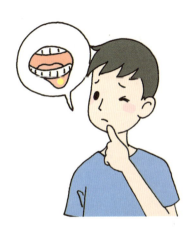

● **口腔黏膜炎**：可引起溃疡、出血、严重时出现口腔多重感染、营养不良、脱水、电解质紊乱等并发症。

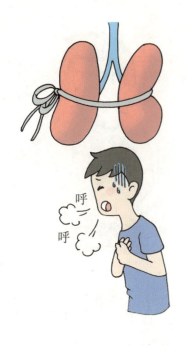

- **间质性肺病（Interstitial Lung Disease，ILD）**：是以弥漫性肺实质、肺泡炎和间质纤维化为病理基本改变，以活动性呼吸困难、X线胸片示弥漫阴影、限制性通气障碍、弥散功能（DLCO）降低和低氧血症为临床表现的不同类疾病群构成的临床病理实体的总称，也是TKI治疗常见的不良反应之一，一般在EGFR-TKI治疗后3~7周出现。

- **其他不良反应**：恶心和呕吐；乏力；凝血功能异常，伤口愈合能力减低；高血压等。

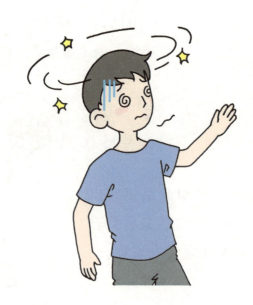

分子靶向治疗耐药了怎么办

对于靶向治疗来说，最大的困扰就是耐药了。即使患者具有明确有效的"治疗靶点"，在刚开始接受靶向治疗时获得了良好效果，但经过一段时间治疗，难免会出现治疗失败、病情进展。

为什么靶向治疗耐药后医生建议再次进行组织/液体活检、基因检测？这与肿瘤善变的特点有关。在治疗中，肿瘤的基因特征可能已发生变化，出现耐药时的肿瘤可能和最初诊断时候的情况已经完全不同，可见基因检测不是一劳永逸之事。

再次活检并进行基因检测有助于对下一步治疗进行指导，实现精准治疗。比如服用1代EGFR-TKI治疗出现耐药的患者约50%会携带T790M突变；另外50%非T790M突变机制导致耐药的患者使用奥希替尼效果不佳，可能还不如化疗。因此，如果出现耐药，对增大或新发肿瘤再次做基因检测非常重要。

服用靶向药物后疾病出现进展，一定是药物没有效果了吗？以接受EGFR-TKI靶向药物治疗后的进展模式为例，分为3种：

- **局部进展型**：疾病控制≥3个月，颅外孤立进展或颅内进展，症状评分≤1。
- **缓慢进展型**：疾病控制≥6个月，与以前相比肿瘤负荷轻微增加，症状评分≤1。
- **快速进展型**：疾病控制≥3个月，与以前相比肿瘤负荷快速增加，症状评分2。

临床症状评分基于 5 项与肺癌相关的临床表现（咳嗽、咯血、胸痛、发热、呼吸困难）、1 项转移灶相关的临床表现（如骨转移疼痛）组成。其中，无症状为 0 分，稳定为 1 分，任一症状恶化或新发均为 2 分。

对出现局部进展的患者，推荐继续服用 EGFR-TKI 同时联合局部治疗。对于缓慢进展者，推荐继续原 EGFR-TKI 治疗。对于快速进展者，推荐检测 T790M 突变状态，如 T790M 阳性推荐 3 代 EGFR-TKI 奥希替尼、T790M 阴性推荐进行化疗。

从这里我们可以看出，接受靶向治疗后疾病出现进展，在很多情况下仍可以继续从靶向治疗中获益，但也不可对靶向治疗盲目崇拜，它是我们对战肿瘤的众多方法之一。

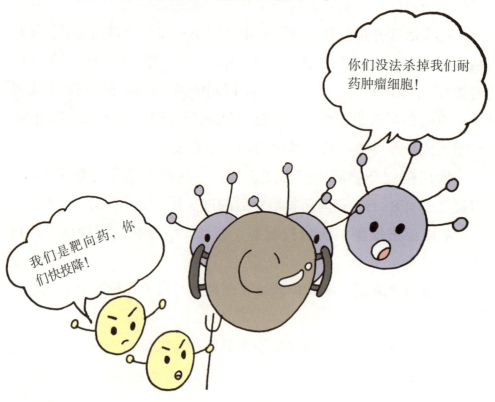

第十一章

肺癌的免疫治疗

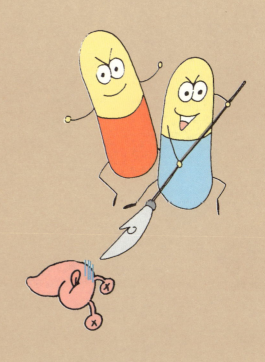

第十一章 肺癌的免疫治疗

19世纪末的William Coley曾发现,部分肿瘤患者在出现细菌性感染之后获得了较长的生存期。通过对这部分患者的研究发现,自身免疫系统的激活是帮助这些患者摆脱肿瘤的关键原因,并由此拉开了免疫治疗的研究序幕。

由于医疗技术尚不成熟,William Coley医生治疗肿瘤的方法是向肿瘤患者体内注入细菌的混悬液。然而这种方法有很高的不确定性,尤其是在抗生素尚未被发现的情况下。虽然部分患者从William Coley的疗法中获益,但也有部分患者死于细菌引起的严重感染,因此这种疗法也暂时被束之高阁。

然而随着医疗技术的进步,免疫治疗再次成为肿瘤治疗的新热点,也牵动着众多肺癌患者的心。下面,让我们来了解一下新时代的肺癌免疫治疗。

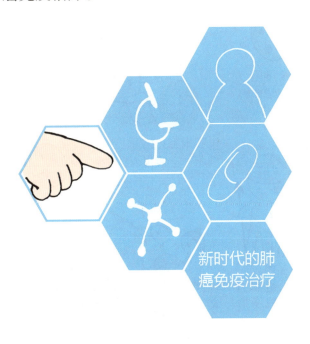

新时代的肺癌免疫治疗

什么是免疫治疗

首先,我们需要了解一下免疫功能在肿瘤的发生发展与治疗过程中所起的作用。肿瘤的发生究其根本在于我们自身正常的体细胞由于各种各样的原因发生了某些突变,转变为癌细胞。这种突变的积累并非仅仅在肿瘤细胞上才会出现,事实上对于我们的机体而言,由于外界因素、自身衰老以及其他各种原因导致的突变时时刻刻都会发生,但是大部分发生突变的细胞都会被我们的免疫系统清除掉。在这场免疫系统和肿瘤细胞的战争中,能够直接杀伤肿瘤的

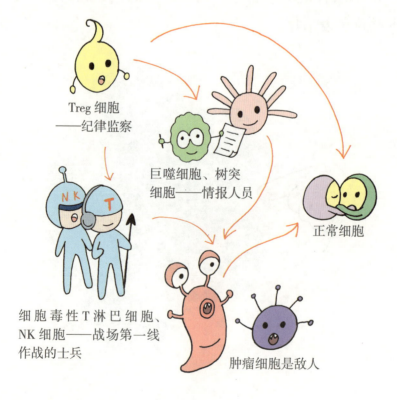

第十一章　肺癌的免疫治疗

免疫细胞（细胞毒性T淋巴细胞、NK细胞）犹如在战场第一线作战的士兵，起到对肿瘤杀伤的主要作用。但是光有杀伤性的细胞还不够，还需要有情报人员告诉这些士兵哪些是敌人，这就需要巨噬细胞和树突细胞的作用了——它们在开战前负责收集情报，明辨敌我，找到需要杀伤的肿瘤细胞并将信息传递给细胞毒性T淋巴细胞及NK细胞；而诸如调节性T细胞（Treg细胞）则会起到纪律监察的作用，肩负防止杀伤性细胞误伤正常细胞的作用。

肿瘤的发生在很大程度上和免疫功能的异常有关。其一，一线作战士兵（细胞毒性T细胞以及自然杀伤细胞）的杀伤作用受到了抑制；其二，情报人员（巨噬细胞以及树突状细胞）对于肿瘤的识别出现了异常；其三，纪律检查员Treg细胞的调节功能出现异常，抑制了免疫细胞对于肿瘤的杀伤作用。而我们今天所要介绍的免疫治疗最主要的机制就是使免疫系统对肿瘤细胞的杀伤识别正常化或者在一定程度上增强。免疫治疗就像宣传部队一样，可以让前线作战的士兵更加奋勇杀敌，从而消灭敌人。

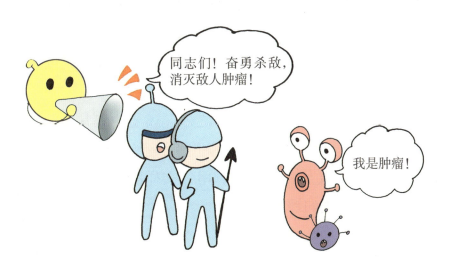

什么人适合免疫治疗

随着各类免疫检查点抑制剂的上市，越来越多的患者希望能够从免疫治疗中获益，那么是否所有人都适合免疫检查点抑制剂的治疗呢？在讨论这个问题之前，我们首先要知道哪些指标可以预示免疫检查点抑制剂的疗效。

对于肺癌的免疫检查点抑制剂治疗而言，目前已被写入指南的预测指标是肿瘤细胞的PD-L1表达水平，这一检测需要对肿瘤组织进行免疫组化检测。而除了PD-L1表达水平之外，通过基因测序检测肿瘤突变负荷也是一项可能的免疫检查点抑制剂疗效预测指标。现有研究表明，TMB较高的患者对免疫治疗的应答率高于TMB较低的患者，且TMB高的患者无进展生存期及总生存期都优于TMB低的患者。

由于PD-L1表达水平高的患者免疫治疗的效果更佳，因此目前单用免疫治疗多推荐在PD-L1高表达的患者中使用；但是当免疫治疗和化疗或抗血管药物联合应用的时候，则没有那么严格的筛选要求。

除了适宜使用免疫治疗的患者之外，还要注意基本状态比较差或者本身有自身免疫系统疾病的患者都不适宜使用免疫治疗。因此，最终是否需要用免疫治疗、用什么样的方案进行免疫治疗都需要经过专业医生的评价与指导。

第十一章 肺癌的免疫治疗

免疫治疗常见的不良反应及对症处理

免疫检查点抑制剂相关的不良反应可以统分为两大类,其一是所有抗体都可能导致的诸如过敏、疲乏、流感样症状等,虽然发生频率较高,但多为一过性不良反应,可以通过诸如抗过敏等常规治疗进行控制;其二是免疫相关不良反应,也是我们本章介绍的重点。

谈到免疫相关不良反应,就不得不谈到免疫检查点抑制剂的作用机制。免疫检查点作为我们体内固有的一套反应体系,其最主要的作用就是保护自身正常细胞免受免疫细胞的攻击。而肿瘤也是利用这一套体系抑制了免疫细胞对肿瘤细胞的杀伤,因此,

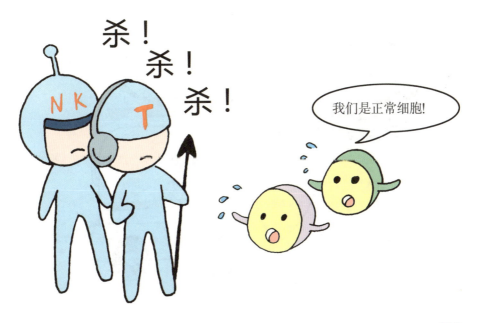

当我们通过免疫检查点抑制剂重新激活免疫细胞对肿瘤的杀伤时，也可能导致免疫细胞对我们自身的体细胞进行杀伤，从而导致免疫相关不良反应。

综上所述，对于既往患有自身免疫疾病的患者而言，免疫检查点抑制剂很可能激活或加重原本的疾病，这类患者一般禁用免疫检查点抑制剂。由于不良反应机制与自身免疫病有所相似，免疫检查点抑制剂导致的免疫相关不良反应与自身免疫疾病的表现也有很多相似之处，对于这类不良反应的处理而言，早期识别是极为重要的一点。当出现这些免疫相关的不良反应后，绝大多数症状都可以通过糖皮质激素以及免疫抑制剂进行控制；但是若不能早期对这些症状进行识别及有效处理，则可能导致严重的后果。

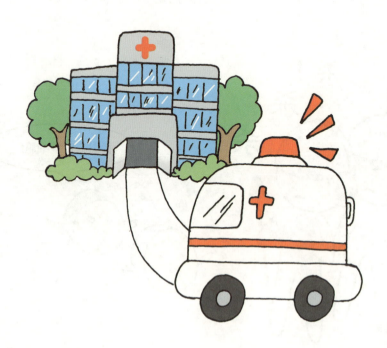

第十二章

中医说肺癌

近年来,中医药治疗肺癌已获得值得关注的疗效,在缓解症状、延长生存期方面发挥了独特的优势。

第十二章 中医说肺癌

肺在中医的生理功能

肺脏居于脏腑的最上部,中医称之为"华盖"。如《灵枢·九针论》说"肺者,五脏六腑之盖也"。

华盖是古代君王出门,张在头顶上或车上的华丽伞盖,也就是可以庇护君王的一个道具,所以说肺是保护心与其他脏腑的一道屏障,是"大内侍卫"和"军队"。

肺主一身之气,主宣发与肃降,有卫外功能。肺是主司呼吸的脏器,人体就是通过肺的呼吸运动、肺的宣发不断地呼出体内的浊气 CO_2,通过肺的肃降又不断地吸入自然界的清气 O_2,再将肺吸入的清气和由脾转输而来的津液和水谷精微,敷布至全身,宣发外达于皮毛,肃降下行而布散,以维持机体的正常活动。《素问·阴阳应象大论》所说"天气通于肺",就是这个意思。

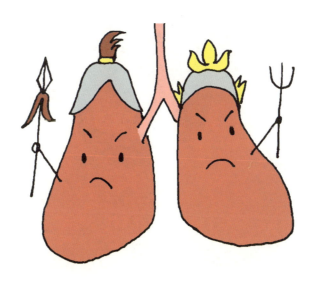

肺癌在中医中的病因病机

正常情况下，人体正气充足、阴阳平衡，保证肺脏调节呼吸、津液及气血运行。当致病因素侵袭机体导致正气受损、阴阳失衡，呼吸、津液输布、气血运行等功能均受到阻碍，导致瘀血、痰毒等病理产物形成，进而引发肺癌，因此机体正虚邪盛是肺癌发生的根本原因。

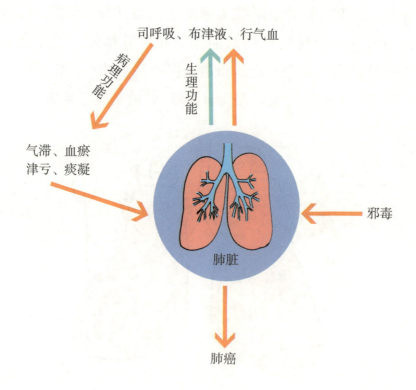

中医在肺癌治疗中的作用

肺癌是恶性肿瘤,目前总的治愈率很低。肺癌的分期决定它的治疗手段。中医药治疗也要根据病机特点、病情的复杂性,分清主次进行辨证论治。

据调查,目前我国有 60% 以上的肿瘤患者在接受现代医学治疗的同时运用中医药治疗。可以说在肿瘤的综合治疗中,中医药的应用是相当广泛的。但是我们必须正视至今没有任何一个证据证明单用中药可以治愈肿瘤,只能与其他方法配合治疗应用。切不可本末倒置、喧宾夺主。

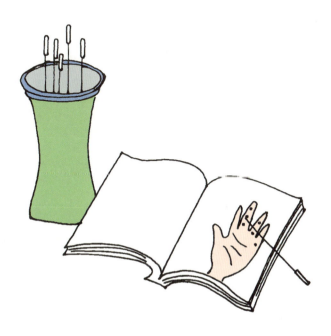

中医药治疗肿瘤的误区

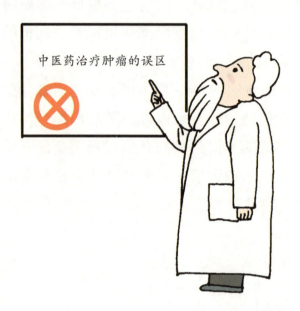

- 中医药治疗只用于恶性肿瘤的晚期。
- 中医治疗是肿瘤"最后的救命稻草"。
- 手术、放化疗损伤太大,用中医药治疗就好。
- 寻求偏方,找老中医开几副中药就行了。

第十二章 中医说肺癌

中医药治疗肺癌的优势

根据肺癌治疗的不同阶段，中医药起到的作用不同。总体来说，中医药主要起到以下三点作用。

● **减轻放疗、化疗、靶向治疗及免疫治疗等引起的不良反应**：对于接受放疗、化疗、靶向及免疫治疗的患者，配合中医治疗可以减轻相关治疗引起的消化道反应、骨髓抑制、皮疹等不良反应，增强相关治疗疗效。

● **提高患者生活质量**：对于晚期肺癌尤其是接受姑息治疗的患者，中医药可以改善患者临床症状、提高生活质量甚至延长生存期。

● **防治肺癌复发转移**：中医药可以从整体上调节机体阴阳平衡，扶正祛邪，改善全身微环境，改变肺癌滋生土壤，从根本上杜绝肺癌复发转移所需的病理条件，达到防治肺癌复发转移目的。

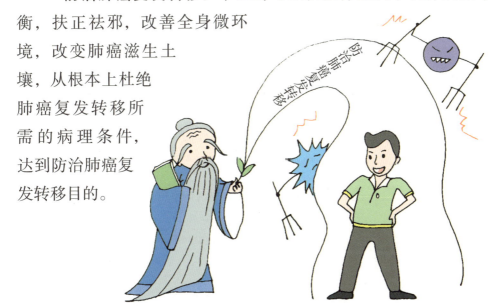

肺癌的中医治疗原则

扶正祛邪、标本兼治是治疗肺癌的基本原则。

目前针对肺癌早期的最佳治疗手段仍然是手术切除，这也是唯一可能使肺癌得到治愈的手段。术后可用中药调理，促进康复。

肺癌中期可手术者应以手术切除为主、化疗和中医药治疗为辅。由于手术和化疗都会损伤正气，引起疲劳、乏力、食欲下降、恶心呕吐等不良反应，严重者甚至危及生命，针对这类患者，我们可以发挥中医药的优势，通过辨证施治，益气扶正、调和脾胃，缓解手术和化疗引起的各种不良反应。

肺癌晚期目前有效的治疗就是放化疗、靶向治疗、免疫治疗，再运用中医药的优势调和营卫，缓解西医治疗所引起的不良反应。

若身体状况差、病情日趋严重，而且正气大伤、无法耐受西医治疗者，中医药治疗则占主导地位，"扶正培本"就成为治疗关键。

由于肺癌患者正气内虚、虚损明显，因此在治疗中要始终顾护正气、保护胃气，把扶正祛邪的原则贯穿肺癌治疗的全过程。临证时，还可根据患者的具体病情，既要治肺，又要注意调理相关脏腑功能，并结合针灸、气功、音乐疗法等。通过合理的"补益"，使患者症状减轻、生活质量改善、带瘤生存、延缓病情进展。

第十二章　中医说肺癌

肺癌治疗中什么阶段适合介入中医药

很多人都认为应该是后期治疗的时候再介入中药,但实际上中医应贯穿整个肺癌治疗全程,应做到尽早介入、尽早治疗、治未病、防传变。不同治疗阶段,中医起到的作用不同:对于肺癌术后患者,中医药可以帮助患者增强免疫力,加快术后康复进程;对于正在接受抗肿瘤治疗的患者,中医药可以减轻毒副作用,帮助患者完成治疗周期,增强治疗疗效;对于病情稳定患者,中医药可以增强体质,调节机体阴阳平衡,防止复发转移;对于姑息治疗的晚期肺癌患者,中医药可以改善临床症状,提高生活质量。

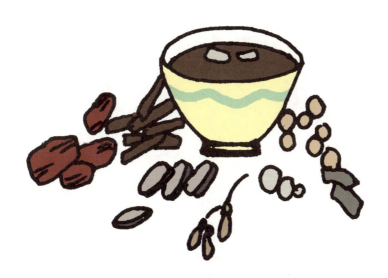

第十三章

肺癌的复诊和随访

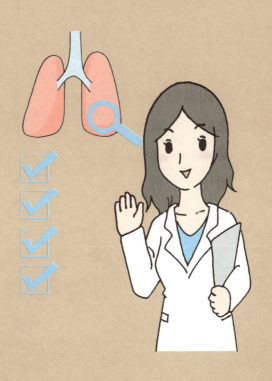

第十三章 肺癌的复诊和随访

随访的重要性

肺癌的复发转移是影响患者长期生存的主要因素。即使是早期肺癌经手术治疗后，仍有相当一部分患者会出现局部复发及远处转移。理想的随访是希望能尽早发现复发转移病灶，并采取积极的治疗手段。因此，为了获得更长的生存时间及更高的生活质量，肺癌患者应该在术后进行定期的随访、复查，及时发现新情况，以便获得正确诊治。此外，定期随访也有助于患者及时从医生那里获取肺癌治疗的最新进展，在第一时间接受新技术、新药物的治疗。

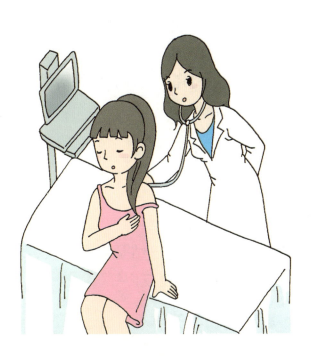

随访期间需要做什么

经过一段时间的住院治疗,患者就可以出院回家了,此时务必要保存好出院时医生给您的资料,通常会包括诊断证明书、出院记录(含既往接受过何种治疗、药物剂量、疗效等)、有价值的化验检查结果(病理报告等)。随访时带上它们,能高效地告知医生患者目前的重点问题和要复查的项目,令随访事半功倍。此外,为了保证化验检查的可比性,建议患者尽可能每次都在同一家医院使用相同的检查方法进行复查,以免造成判断的偏差。

复诊的检查内容:

- **详细了解病史**:医生会询问患者目前有何症状,尤其是有无新发的胸痛、咳嗽、咯血、呼吸困难、骨痛、头痛、肢体活动障碍、体重减轻等。

- **体格检查**:检查浅表淋巴结是否有肿大、心肺有无出现治疗的不良反应等。

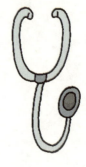

第十三章　肺癌的复诊和随访

- **血清肿瘤标志物检查**（非必选）。

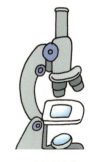

- **胸部平扫 CT**（前两年可考虑增强 CT）、腹部 CT 或 B 超。

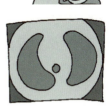

- **头颅 MRI/CT 和骨扫描**：不是必做项目。若有相关症状，考虑有对应部位转移时，由医生根据情况决定检查。

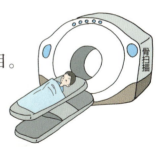

随访时间是多久

一般建议手术患者术后前两年每6个月随访一次，两年后每年随访一次，晚期肺癌患者治疗后每6周随访一次。但若出现症状恶化或新发症状，则应即时就诊。

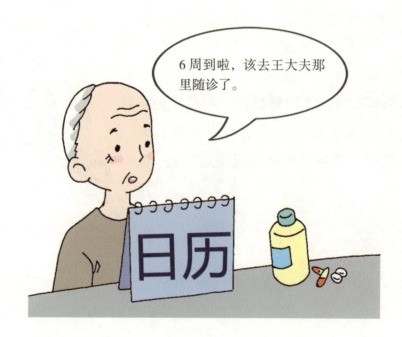

第十四章

肺癌的康复治疗

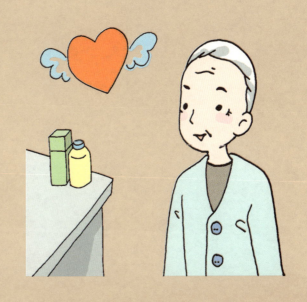

第十四章　肺癌的康复治疗

肿瘤患者应该拥有健康的生活方式
——肿瘤患者的康复治疗

无论是肿瘤患者还是健康人，保持良好的生活方式都对防癌和抗癌至关重要。除了肿瘤本身的原因，癌症患者因为心血管及代谢等其他因素而去世的比例非常高，而这往往可以通过健康的生活方式一定程度地预防。这就引出了康复治疗的意义。康复治疗的重点是保证患者在接受癌症治疗后拥有健康有益的生活，包括生理、心理和社会经济等方面，康复的内容包括戒烟、减肥、规律作息、膳食调节和适量的体力运动等。

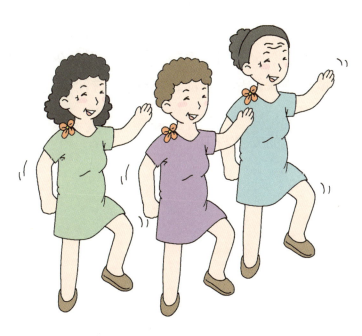

肺癌治疗的饮食康复

在肺癌的治疗过程中，由于肿瘤本身的消耗作用或者治疗相关口腔溃疡和恶心造成的食欲下降，晚期肺癌患者出现营养不良的情况非常普遍，极大地影响了肿瘤治疗的效果。营养支持是癌症综合治疗的一个重要组成部分，科学的营养支持和干预远比一味地忌口对患者更有好处。只有保证充足的营养，机体才有足够的能量与癌细胞作战，同时也更能扛过各种治疗带来的不良反应。

如何拥有一份科学的食谱？我们有如下几点建议：

- 增加优质蛋白的摄入量，多吃鱼、蛋、肉、奶。
- 每天至少保证 500 g 蔬果，种类尽可能地丰富。
- 少吃油炸、烟熏、烧烤、腌制食品以及深加工肉类（如香肠、腊肉等），禁烟酒。
- 食欲不佳时，可制作更多的流食并保证少食多餐。
- 谨慎对待保健品及补品，不建议自行服用。
- 坚持喝水。
- 保证食品的安全与卫生。

第十四章　肺癌的康复治疗

化疗期间的康复饮食

化疗期间忌一味进食大补食物。肺癌患者脾胃运化功能受放化疗影响，消化能力减弱，不能一味地进补龟鳖、甲鱼、海参、黄鳝、泥鳅等高蛋白大补食物，否则不但不能被消化吸收，反而会进一步加重胃肠负担，导致消化功能进一步减弱。辨证偏气虚的肿瘤患者可进食大枣、山药等补气类食物；血虚的肿瘤患者可进食猪肝、桂圆肉、阿胶等补血类食物；阳虚的肿瘤患者可进食羊肉、羊腰等补阳类食物；偏阴虚患者可进食龟鳖、燕窝、海参、银耳等滋阴类食物。

饮食建议少食多餐，以清淡、稀软、烂熟为主，避免进食后立即躺下，以免反流，引起反酸、恶心、呕吐。保持房间定时开窗通风，尽量减少食物气味的直接刺激，感到恶心、味觉异常时可含姜片、柠檬片、陈皮、话梅等。针灸、穴位贴敷对缓解恶心、呕吐也有一定效果。

肺癌患者要如何"补身体"

肿瘤患者应该加强营养补充,注意营养均衡。但是从中医角度来说,加强营养也要分清"寒、热、虚、实"。换句话说,进补需要根据不同体质来选择。如患者舌苔厚腻、饮食不下,则不易吃大鱼大肉等肥甘厚腻之品,容易滋腻碍胃,对康复也不能起到一个正向推进作用。另外,一些寒证患者易进食偏温的食物;相反,热证患者则应多摄入偏寒的食物。

● **温性食物**:糯米、黑米、黄牛肉、羊肉、鸡肉、虾、带鱼、鲶鱼、桃子、枣、荔枝、桂圆、杏、韭菜、香菜。

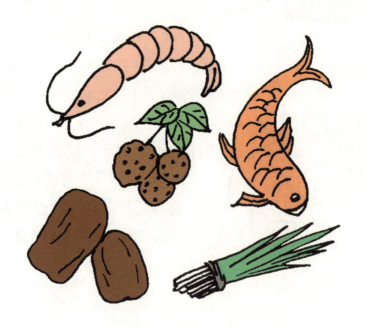

● **寒性食物**：小米、薏苡仁、绿豆、小麦、鸭肉、兔肉、螃蟹、蛤蜊、田螺、苹果、梨、西瓜、猕猴桃、茄子、茭白、莴苣、豆腐、冬瓜。

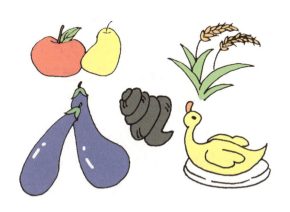

● **平性食物**：大米、玉米、燕麦、豌豆、扁豆、猪肉、牛奶、泥鳅、青鱼、鲤鱼、菠菜、葡萄、花生、山药、胡萝卜、土豆、香菇。

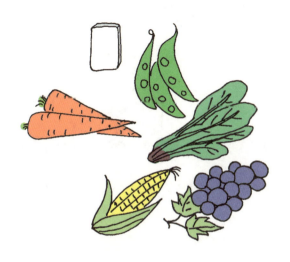

肺癌术后的呼吸功能锻炼

现阶段肺癌外科手术时间长、创伤大,术后常出现暂时性的呼吸功能低下,加上手术切口部位疼痛,患者不能或不敢进行有效的深呼吸和咳嗽排痰,易导致肺不张、肺部感染和呼吸衰竭,严重降低生活质量甚至导致患者死亡。术前和术后进行规范的呼吸功能训练,可有效提高患者手术的耐受力和生活质量并延长生存期。因为人体具有强大的代偿能力,呼吸功能练习的方式简便而且有效。常见的呼吸功能锻炼方法有缩唇呼吸法、吹气球法等。

呼气时,将口唇缩成吹口哨状,使气体通过缩窄的口型缓缓呼出。吸气与呼气时间之比为1∶2或1∶3,每次10分钟,每日2次。可防止气道塌陷。

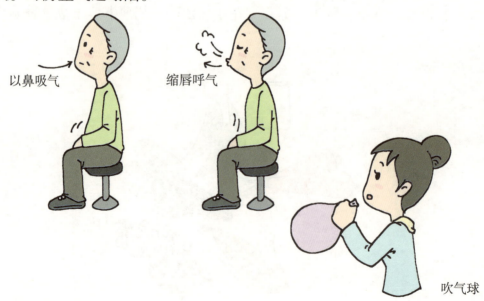

第十四章 肺癌的康复治疗

肺癌术后的运动能力康复

早期肺癌术后或接受化疗后的患者体力一般会有不同程度的下降，而运动功能的康复锻炼应该在治疗结束后的第一时间开始。家属可以帮助患者逐渐恢复活动量，从床上活动到室内活动，再到户外活动。运动量不用大，关键是动起来。运动起来还可以减少肌肉的损失，对治疗和康复都有积极作用。

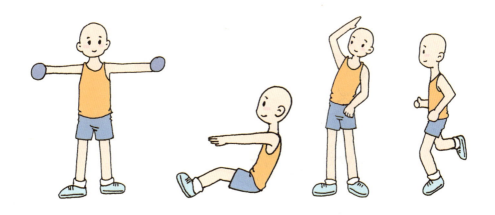

晚期肿瘤患者的心理辅导

一旦诊断出癌症,患者常常会在生命中第一次痛苦地面对生和死的考验,肿瘤患者本人及其家属都需要重新适应他们生活中的方方面面,70%的患者都存在焦虑、恐惧、愤怒、绝望、抑郁等。一般认为,癌症患者心理状态通常需要经过否认期、愤恨期、妥协期、抑郁期及接受期5个阶段。

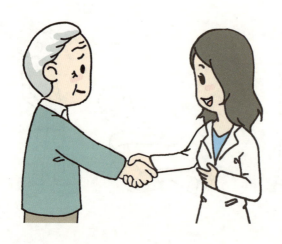

所有肿瘤患者都应接受心理治疗,尽量使患者在疾病的诊治过程中得到精神心理学专科医生的帮助和指导。心理行为干预方法可以贯穿于癌症治疗的整个过程,配合手术、化疗、放疗、生物治疗等抗肿瘤治疗,进而提高疗效。心理行为干预对癌症患者的心理、行为及躯体均有一定的帮助。

第十五章

肺癌的新技术

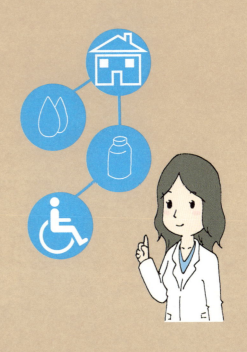

第十五章　肺癌的新技术

达芬奇手术机器人

机器人手术系统是集多项现代高科技手段于一体的综合体。医生可以远离手术台操纵机器进行手术，完全不同于传统的手术概念。达芬奇的命名是为了致敬文艺复兴期间伟大的艺术家达·芬奇，因为达·芬奇在1495年就设计了人型机械的图纸，被认为设计出了历史上第一个机器人。

机器人手术与传统手术相比，创伤大大减小（最先进的已经只需要单孔），而手术医生的手术视野更广、机械操作也更精确，拥有极大的临床应用前景。

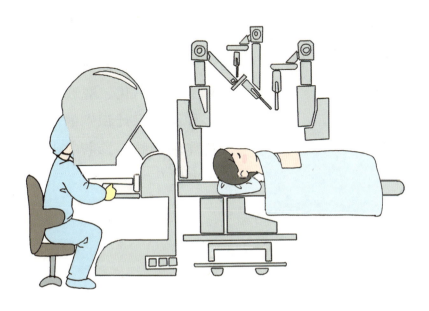

人工智能辅助肺癌精确诊断

近年来，在医疗产业，人工智能在医学影像诊断、精准医疗、虚拟助手、新药研发、慢性病管理、疾病风险预测等不少细分领域都大放异彩。而人工智能在癌症诊断领域的应用已遍地开花，不少该领域的人工智能技术已经拿到了美国食品药品监督管理局或国家药品监督管理局的医疗器械证书。

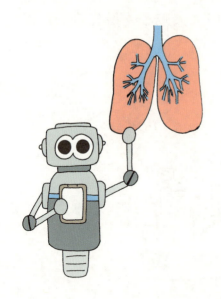

人工智能在肺癌最广泛的应用便是小结节的早期诊断。肺癌的诊断依据之一是根据肺部CT影像来判断是否有肺部结节，再进一步判断是良性结节还是有恶性肿瘤风险，而影像阅读就可以借助人工智能。通过提升人工智能对肺结节的识别和对实性、钙化、磨玻璃密度结节等多种结节病灶识别的准确度，人工智能辅助肺癌诊断的水平可以得到大大提升。

第十五章 肺癌的新技术

肺癌液体活检

液体活检是当今炙手可热的技术，在 2015 年，液体活检血液检测技术被《麻省理工科技评论》评为"2015 年十大突破技术"。液体活检通过直接对患者的血液进行特定检查，就可以获得肿瘤的分子遗传学特征，为患者的诊断、治疗和监测提供帮助。

相较于传统的穿刺活检方法，液体活检具有创伤小、误差低、实时监测、早期发现等诸多优点，在未来有极大的潜力成为肺癌临床检测的主力军。

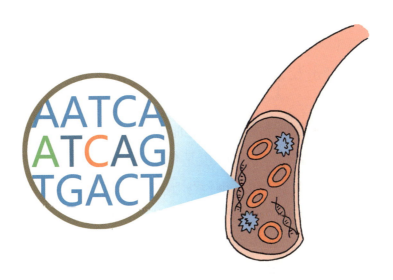

肿瘤免疫细胞治疗及肿瘤疫苗

免疫治疗种类很多,除了临床应用广泛的免疫检查点抑制剂(PD-1/PD-L1抑制剂),免疫细胞疗法(CAR-T、CAR-TIL、CAR-NK)、肿瘤疫苗、免疫检查点激动剂等均有临床应用前景。

CAR-T是一种细胞疗法,在治疗恶性血液学肿瘤方面取得的成果有目共睹。但是,该疗法仅针对血液肿瘤且容易引发免疫风暴。因此,全球的研究人员都在快马加鞭地研发既能克服CAR-T疗法存在的重大挑战,又能针对广谱癌种的更强杀伤效果的免疫疗法。经过不懈努力,新型的免疫治疗武器CAR-NK已经曙光初现。经过嵌合抗原受体工程改造的自然杀伤细胞——CAR-NK疗法能显著提高自然杀伤细胞的疗效特异性,可以攻克免疫逃逸这一难题、精准打击狡猾的癌细胞,并在安全性方面优于CAR-T细胞。

除了免疫检查点抑制剂、免疫细胞疗法,肿瘤疫苗是癌症免疫疗法中最新的一种治疗方式,也是免疫治疗的第三张王牌。

与免疫检查点抑制剂和过继性细胞疗法不同,之所以寄希望于利用疫苗来预防和攻克包括癌症在内的各类疾病,是因为无论用于预防传染病还是预防和治疗癌症,疫苗都可以通过类似的机制发挥作用——它们教导免疫系统将传染性病原体或癌细胞识别为需要消除的外来物质。癌细胞表面存在特殊的蛋白质,通过靶向这些蛋白质,免疫系统可以特异性地消除癌细胞,同时不伤害正常细胞。此外，疫苗还能防止癌症复发，清除治疗后残留的癌细胞。

自 2020 年，全球癌症治疗性疫苗研发遍地开花，各类癌症疫苗研究纷至沓来。但肿瘤疫苗在 NSCLC 中的多项Ⅲ期临床实验（如 TG4010、L-BLP25、MAGE-A3、新抗原相关疫苗、细胞疫苗等）均未达到主要研究目标。虽然疫苗治疗可引发并增强机体的免疫活性，但不能促进免疫细胞浸润至肿瘤局部，也不能克服免疫逃避，所以不能充分发挥有效的抗肿瘤作用。抗原特异性疫苗和免疫调节剂联合可能具有增强抗肿瘤免疫反应的协同作用，增强抗肿瘤效果。随着对肺癌免疫机制的深入研究和了解，结合患者个体实际情况的新型肺癌治疗疫苗还在进一步探索中。

科学健康·肺癌

120万元一针的抗癌药能治愈肺癌吗

我国在2021年6月22日获批的首个CAR-T疗法抗癌药物——阿基仑赛注射液,在国内首例罹患弥漫性大B细胞淋巴瘤的患者使用后,经评估已经符合完全缓解的标准。这个注射液竟然能够治愈癌症患者,让很多癌症患者看到了更多的希望,而这个药物目前的价格是一针120万元,如此高昂的价格又让很多人望而生叹。这个CAR-T疗法到底是什么?它是否能够治愈各类癌症呢?

阿基仑赛注射液虽然是一种药物,但确切来讲,它是一种治疗方法,即CAR-T细胞治疗,就是用患者自身的免疫细胞来消灭癌细胞,全称为"嵌合抗原受体T细胞免疫疗法",是新兴的精准靶向治疗方法。随着医学水平的不断进展,该疗法被认为是"有可能治愈癌症"的细胞免疫疗法。通俗来说,T细胞和B细胞都是机体的免疫细胞,是杀死肿瘤细胞的主要细胞群体。但多数情况下,肿瘤细胞比较狡猾、善于伪装,这时T细胞就很难识别出来,肿瘤细胞就会豁免于免疫系统的杀伤作用。这个时候,我们可以通过一定手段来给T细胞增加装备,增强其功能。而CAR-T疗法就是对T细胞进行基因改造,给它一双"火眼金睛",使它能精准识别并打击癌细胞,从而实现缓解甚至是治愈肿瘤的效果。

任何药物都有其适应证,即使是价格再昂贵的药物也不能包治百病。阿基仑赛注射液获批的适应证为用于二线及以上系统性治疗复发、大B细胞淋巴瘤成人患者。我们前面提到的首例达到完全缓解出院的患者正是使用这种药物和疗法的对症患者。对于这个药物的使用范围，其实我们应该看到以下几个重点：一是已经经过常规系统治疗效果不好的患者，二是仅仅针对大 B 细胞淋巴瘤的情况，第三是成人患者，只有符合这三个条件，使用这种药物才有可能获得明确的疗效。

因此，目前 CAR-T 治疗主要针对非实体瘤患者，通常在恶性血液疾病、淋巴瘤以及多发性骨髓瘤患者中有一定疗效；而对于我们常见的实体瘤（如肺癌、胃癌、肝癌、结直肠癌等），CAR-T 治疗还在临床试验阶段。希望我们的科研工作者能够在这些更常见癌种的细胞免疫治疗方面获得突破，让更多的癌症患者获益。

第十六章

破解肺癌的谣言

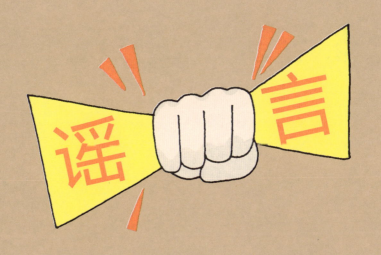

第十六章 破解肺癌的谣言

癌症患者都是治死的

确实,传统的治疗方式,无论是化疗、放疗还是手术,都不是轻而易举的事,患者均有可能因出现不良反应或并发症而死亡。尤其晚期肺癌肿瘤细胞已经广泛扩散,目前的疗法可能很难"治愈癌症"。然而通过治疗,相当部分患者仍能得到生活质量的提高和/或生存时间的延长,尤其近年来已经比较成熟的靶向治疗和方兴未艾的免疫治疗。因此,不能因为小部分患者可能因严重的不良反应或并发症死亡,便否定化疗等抗肿瘤治疗。

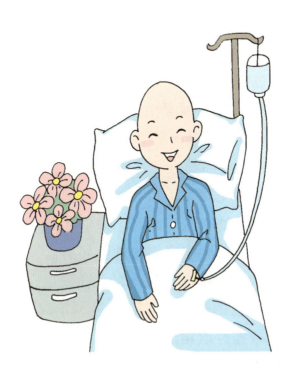

一旦确诊是癌症,最多活不过五年

在临床上,医生给癌症患者或家属交代病情时,经常会提到五年生存率,许多人误以为患了癌症最多只能活五年、五年是个大限,患者和家属往往都会惊恐不安。癌症五年生存率是反映癌症严重程度、进展快慢和凶险程度的指标,医学上常用该指标来评价癌症的治疗效果。通常来讲,癌症五年生存率可以理解为某种癌症经过某种治疗后,生存五年以上者所占比例。一般来说,能活到五年以上的患者,病情大多取向稳定,再次复发转移的机会相对较少,所以才用五年生存率来判断癌症的治疗效果。因此,癌症五年生存率只是医学上的一个统计概念,并不是指具体某个人的生死结局。

目前,我国癌症患者总体五年生存率是40%,比10年前上升了10%,但是与西方发达国家相比仍有一定差距。肿瘤防癌筛查可提高早期发现率,做到早诊早治,并最终提高五年生存率。

有针对性地接受肿瘤筛查则是助力肿瘤早期预警的有效途径。比如,晚期肺癌五年生存率不足20%,但通过体检发现的早期肺癌五年生存率可以达到90%。因此,除了常规体检项目,建议40岁以上、常年吸烟、有肿瘤家族史的肺癌高危人群每年做一次低剂量螺旋CT。医学诊断和治疗技术的飞速发展在延长生存时间的同时,也提高了患者的生存质量。经过多年规范化诊疗的推广,肺癌易感基因和致癌位点相继被发现,肿瘤治疗已从过去的经验式治疗过渡到个体化的精准诊疗。在外科治疗方面，由于腔镜、介入治疗、机器人等微创外科技术的普及应用，肿瘤的治疗模式也已逐渐步入"微创、高效、保功能"的个体化诊疗阶段；功能保留、皮瓣修复、疼痛治疗等多种技术的成熟应用，也让癌症患者的生活质量有了显著提高。在药物治疗方面，新的靶向药物及免疫药物不断出现，有效提高了中晚期癌症患者的生存质量。以PD-1/PD-L1抑制剂为代表的免疫治疗的成功，可使15%~30%的晚期癌症患者获得缓解甚至治愈可能。

一滴血就能验癌

2017年的一篇有关滴血验癌的报道火遍全国，人们天真地以为只需要指尖一滴血便可以早期发现癌症。然而，目前临床应用的血液检查方法都不能满足早期筛查和诊断的需求。由于癌症存在个体差异，并受生理、饮食和其他良性疾病等的影响，因此，尚没有一个肿瘤标志物可单独用于筛查，需要联合检测并结合其他的辅助手段。病理学诊断依然是肺癌诊断的金标准。

不过，目前液体活检技术正在飞速进步，主要应用于中晚期肺癌患者。对于无法获取肿瘤组织进行基因检测的人群，可利用他们的外周血提取游离DNA进行基因突变检测，以指导靶向治疗方案的制定。此外，液体活检在肺癌早期诊断、耐药监测方面均有着巨大的应用潜力，有待科学家们进一步努力与探索。

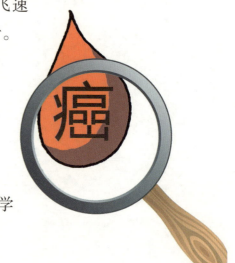

第十六章 破解肺癌的谣言

酸性体质致癌

网上不少观点认为有些酸性食物会导致人的血液变酸,继而增加患癌症的风险。因此,建议人们多吃健康的碱性食物,如绿叶菜和水果(令人惊讶的是,居然包括酸酸的柠檬)。

这种观点连最基本的生物学知识都没搞清楚,却经久不衰。确实,癌细胞不能在过度碱性的环境中存活,但问题是身体里的其他细胞也一样。在绝大多数情况下,人的血液酸碱度维持在pH值7.35~7.45,并不会因为酸性食物的摄入而产生波动。

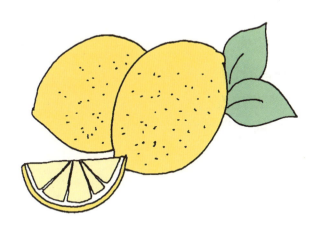

得癌症了不能吃发物，越吃肿瘤长得越快

不吃"发物"、只吃素食——这个关于癌症患者饮食的民间谣言流传甚广，可以说是"杀人于无形之中"。于是，人们连鸡、鱼、海鲜等都不敢吃了，营养每况愈下。

所谓发物，可以说是民间经验的结晶。很久以前，我们的祖先在经历千千万万的实践之后得出"经验之谈"，而发物被认为是某种吃到人体内会容易引起某种疾病或者加重某种疾病的食物。在今天的医学水平来看，发物指的其实是某些食物因其特有属性对肠胃造成疾病反应或者对人体造成过敏反应而得名。据记载，发物通常有鸡肉、牛肉、海鲜、豆芽、韭菜等。

但是发物的科学性和致病原因都没被严谨考究过，缺乏足够的科学证据，很难断定发物对癌症患者的致病性。而且，事实上并没有任何研究能确定食用发物导致癌症加重。

第十六章　破解肺癌的谣言

电子烟不致癌

电子烟的烟雾会在没有烟草或燃烧过程的情况下提供刺激性的尼古丁。由于尼古丁被雾化而吸收，而且其本身不用燃烧，因此不会产生致癌物，也没有二手烟问题，故而成为广大戒烟者选择的替代品。

然而，近年研究发现，电子烟烟雾对试验小鼠的肺、膀胱和心脏造成了伤害，而且对肺中的 DNA 造成了破坏，即电子烟可能会导致人类出现肺癌、膀胱癌以及心脏病。因此，对于广大吸烟者，首推的建议依然是彻底戒烟。

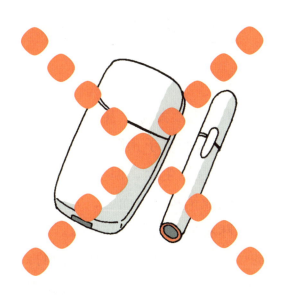

超级食物能防癌

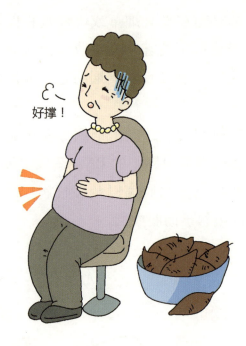

　　红薯、蓝莓、西兰花、大蒜，甚至癞蛤蟆、蒲公英、土豆汁……有无数种食物被人们寄予预防癌症的厚望。尽管网络上关于超级食物防癌的说法甚嚣尘上，但实际上并不存在什么超级食物。这些宣称不过是商业销售手段而已，完全没有科学依据。

　　不过，这并不意味着你无须在意吃什么。补充多种蔬菜水果的摄入是大有裨益的。但我们的身体是非常复杂的，癌症也是，所以号称单一的某种食物就能影响癌症发病率实在是想得太简单了。

抗氧化保健品可防癌

说到这种保健品,大家可能马上会想到一个词"抗氧化"。首先要明白,这里的"氧"并非呼吸时的氧气,而是指自由基。自由基是含有一个不成对电子的原子团,正因如此,它的化学性质非常活泼,容易失去电子(氧化)或获得电子(还原)。在体内,自由基的氧化作用更胜一筹,容易激发细胞的过氧化作用,几乎所有的细胞、组织、器官等都具备发生这种情况的基础条件。氧化其实是一个新陈代谢过程,这个过程我们是无法抵制的,但只要人体进行这个过程就会产生对细胞有一定伤害的自由基。想要减少它对细胞的伤害,清除掉这些不讨人喜欢的自由基,更多依靠的是我们自身的免疫系统。抗氧化剂虽然对自由基有一定影响,甚至可以中和一部分自由基,但其实它有一个非常重要的大前提,就是它只能对简单的体外细胞或成分比较单一的低等生物产生明显效果。

抗氧化的保健品往往会跟"防癌""抗癌""延缓衰老"等广告词出现在人们眼前,对于人体来说,它的实际作用是需要进行一定临床试验后才能有定论的,在没有这些可靠的数据之前,并不能确定它是否有效。

美国癌症协会引用了8个使用抗氧化物的临床研究,认为抗氧化物并不能预防癌症:

- 14 mg 的 β- 胡萝卜素、30 mg 的 α- 胡萝卜素和 50 μg 的硒

在高风险但健康的受试者中使用5年，没有发现可以降低胃癌发病风险或减少胃癌死亡率；

- 20 mg 的 β- 胡萝卜素、50 mg 的 α- 胡萝卜素在吸烟人群中使用 5~8 年，没有降低多种癌症的发病风险，反而可能增加肺癌的发病风险；

- 15 mg 的 β- 胡萝卜素和 25000 IU 视黄酮在包括吸烟人群的肺癌高风险人群中使用，增加肺癌风险和死亡率；

- 50 mg 的 β- 胡萝卜素（每 2 天一次）在男性医生中使用 12 年，没有降低癌症发病风险；

- 50 mg 的 β- 胡萝卜素、600 IU 维生素 E、100 mg 阿司匹林（都是每 2 天一次）在 45 岁以上女性受试者中使用 2 年，没有帮助也没有害处；

- 120 mg 维生素 C、30 mg 维生素 E、100 μg 的硒、20 mg 的锌平均使用 7.5 年，没有帮助也没有害处；

- 200 μg 的硒、400 IU 维生素 E 在 50 岁以上男性受试者中，只使用维生素 E 不使用硒的受试者其前列腺癌发病风险增加；

- 400 IU 维生素 E、500 mg 维生素 C 在 50 岁以上男性医生中，没有降低前列腺癌或其他癌症风险。

饿死肿瘤细胞

从科学上讲,饿死癌细胞是不可能实现的。癌细胞确实需要血供、需要营养,但问题是正常细胞也需要营养。癌细胞是进化优势品种,争夺营养物质的能力也比正常细胞强。因此,一味限制饮食和营养,在"饿死"癌细胞之前肯定会先饿死正常细胞,而营养不良会严重影响化疗等治疗手段的疗效。

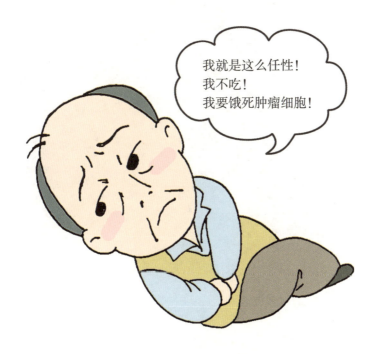

图书在版编目（CIP）数据

科学健康. 肺癌 / 中国科学技术协会，中国老科学技术工作者协会，国家卫生健康委员会组织编写. -- 北京：科学普及出版社，2022.9

ISBN 978-7-110-10500-9

Ⅰ. ①科… Ⅱ. ①中… ②中… ③国… Ⅲ. ①保健－普及读物②肺癌－防治－普及读物 Ⅳ. ① R161-49 ② R734.2-49

中国版本图书馆 CIP 数据核字（2022）第 151060 号